尾形 哲

甘い飲み物が肝臓を殺す

幻冬舎新書
748

はじめに

日本人の3人にひとりが脂肪肝

肝臓は生命力の源泉です。人が活動する生命エネルギーはすべてここから生み出されると言っても差し支えありません。

そのハンパない生命力を物語るうえでいちばん分かりやすいのは、肝臓の「再生能力」でしょう。生体肝移植ではドナーの肝臓を最大で7割も切除しますが、**残った3割の肝臓がたった3か月で元の大きさに再生する**のです。これは肝細胞の量が30％から100％へと一気に回復して、なおかつさまざまな肝機能もすべて元通りに復元するということ。こんな劇的な再生回復力を備えた臓器は肝臓以外にありません。

おそらく、人間が生きていくために絶対に欠かせないエネルギーを生み出している超重要臓器だからこそ、肝臓だけがスピーディーに再生回復する「特別な力」を与えられたのでしょう。肝臓は常時何百という仕事をこなしていて、とくに重要なものを3つ挙げるなら、「**代謝**」「**免疫**」「**解毒**」の役目を担っています。どれをとっても人の生命維持に必要不可欠な役目であり、どれが欠けても生きるのが困難になってしまう機能ばかり。「肝心かなめ」「肝腎かなめ」の言葉通り、肝臓は生命活動のかなめとなる臓器であり、わたしたちがいつも通りに生きて、いつも通りに活動していくためには、肝臓がいつも通りに機能している状況が欠かせないのです。

ところが、現代においては、この肝臓の機能をじわじわと低下させてしまっている人がたいへん増えています。自分でも気がつかないうちに肝臓の機能を弱らせ、いつの間にか日々を生きていく活力や免疫力を低下させてしまい、そのせいで多くの不調や病気を呼び込んでいる人が増えているのです。

なぜ、肝臓の機能がそんなに低下してしまっているのか。じつは、「生命活動のかなめとなる臓器」をじわじわと追い込んで弱体化させているもっとも厄介な〝犯人〟こそ、「**脂肪肝**」なのです。

みなさんもきっと聞いたことがあるはず。脂肪肝は**日本人の約3人にひとりがかかっていると**言われるほど世間一般に蔓延している病気です。中高年はもちろん若い人にも増えていますし、太った人だけではなく、やせた人にも増えています。

しかし、ありふれた病気だからといって、決して脂肪肝を甘く見てはいけません。後ほどくわしく紹介しますが、脂肪肝はあらゆる生活習慣病の入口となる疾患です。肝臓にたまった脂肪が炎症を起こすと進行してしまう可能性もあり、何もせずに放置していたら「死」につながることもある怖い病気だと思ってください。

そして、これからが本題なのですが、この脂肪肝を「ここまで多くの人々に蔓延させてしまった原因」はいったい何なのでしょう。

何を隠そう、その原因こそ「甘い飲み物」なのです。

たぶん、意外に思われる方が多いかもしれません。

肝機能低下の原因と言えば、多くの人が真っ先に思い浮かべるのがアルコールです。もちろん、アルコールの飲み過ぎも肝臓にとってよくはないのですが、「甘い飲み物がもたらすリスクの大きさ」に比べれば、**アルコールのもたらすリスクは〝まだかわいいほう〟**と言っても差し支えありません。

また、脂肪肝を招く要因として「脂肪分の多い油っこい食事」をイメージする人も多いかと思いますが、それもだいぶお門違いです。**脂質の摂取は肝機能にはそれほど大きな影響をもたらしません。**

脂肪肝を引き起こす栄養面でのもっとも重大な問題は「糖質の摂り過ぎ」です。さらに、日々さまざまな糖質を摂取している中でも、甘い飲み物を野放図に飲んでしまう習慣が肝臓への脂肪蓄積につながり、肝機能に大ダメージを与えることになるのです。

加糖炭酸飲料、スポーツドリンク、１００％果物ジュース、乳酸菌飲料、加糖コーヒー飲料、野菜ジュース、エナジードリンク、甘いアルコール飲料……わたしたちの身近には常に甘い飲み物があふれています。

普段から無意識にこういった飲料を飲んでいる人は多いでしょうし、なかには「健康によかれ」と思って野菜ジュースや果物ジュース、乳酸菌飲料などを飲むのを習慣にしている人も多いでしょう。しかし、その日々の習慣が肝臓の生命力をじわじわと低下させ、多くの病気や不調を呼び込むことにつながってしまっているわけです。

本書ではこれから、「脂肪肝の怖ろしさ」や「甘い飲み物がどんなに危険か」を深掘りしつつ、わたしたちが**肝臓をよみがえらせ、日々の生命力をよみがえらせていくには何を**

すればいいのかを紹介していきたいと思います。

わずか3か月で改善できる独自メソッド

私は「生体肝移植」を専門としている肝臓外科医です。「肝切除術」をはじめとした手術や術後管理を行なうほか、週に1回、「**スマート外来**」を担当し、肥満や脂肪肝の患者さんのためのダイエット指導を行なっています。

なぜ、肝臓外科医の私がダイエット指導を掛け持ちしているのか。それが「脂肪肝」や「甘い飲み物」とどうつながってくるのか。ここでちょっと、その経緯や事情をお話ししておきましょう。

ご存じの方もいらっしゃると思いますが、生体肝移植とは、健康なドナー（臓器提供者）から肝臓の一部を切除して、レシピエント（肝不全患者）に移植する外科治療法です。先述したように、肝臓は**全体積の7割を切除しても3か月で元の体積に戻る**という驚異的な再生能力を備えています。ドナーの肝臓を切除してレシピエントに移植しても、ドナー側の肝臓もレシピエント側の肝臓も早期に機能回復するため、こうした手術法が可能になったわけです。

ところが、この治療法に立ちはだかった問題が「脂肪肝」でした。

それというのも、ドナー側の肝臓に脂肪肝があると、移植した際にレシピエント側が肝臓に機能不全を起こしてしまうため、移植できなくなってしまうのです。生体肝移植のドナーになる条件は、「肝生検をしたときの肝脂肪率が10％以下」。通常、エコー検査などで脂肪肝と診断されるのは肝脂肪率が30％以上ある場合であり、この「10％以下」はけっこう厳しい条件となります。

その結果、**脂肪肝があるために、ドナーになりたくてもなれない**という方が大勢現われるようになりました。生体肝移植は、末期肝硬変などがあって、移植を受けなければ6か月以内に亡くなってしまう患者さんのための治療法です。家族など、大切な人を救うためにドナーになろうと決意したのに、「あなたは脂肪肝があるのでドナーになれません」と言われたときの心中は察するに余りあります。ドナーがいなければ、もうレシピエントの死は避けられないわけで、外来で脂肪肝を伝えた際に、ドナー候補の方やレシピエントの方に泣かれてしまったことも数えきれません。

つまり、こういった経緯から、私は「ドナー候補者が短期間で脂肪肝を改善させられる方法」を何とか編み出そうとするようになったわけです。

脂肪肝を治すには、とにかくダイエットです。ドナーの健康を損ねることなく着実に減量をすることが、肝臓から脂肪を追い出すいちばんの近道となります。私は、最新の文献をあさり、研究や実地指導を重ね、**「脂肪肝をわずか3か月で改善できる独自の治療メソッド」**を確立しました。

その結果、私がダイエット指導をしたドナー候補の方々は、みなさん短期間で脂肪肝を完全克服し、自身の肝臓を提供できるようになりました。すなわち、肝臓の脂肪を落としてやせたことで、レシピエントの方の命を助けることができた――そういうドナーの方々が増えていったわけです。

そして、その後、こうしたドナーへのダイエット指導で培ったノウハウを**脂肪肝に悩む一般の方々にも広く提供しよう**ということになり、2017年、同僚の糖尿病専門医・西森栄太医師とともに「スマート外来」と銘打った肥満・脂肪肝専門外来を立ち上げるに至ったのです。

私は、「肝臓から脂肪を追い出す」という視点なしには、ダイエットは語れないと考えています。言い換えれば、**「肝臓にいいやせ方」こそが「健康にいい正しいやせ方」**。体調を崩すことなく健康にやせたいのであれば、まずは肝臓の機能を正常化することからスタートしなくてはなりません。

こういった「肝臓からやせる」というダイエットのスタンスは多くの方々に支持され、いつしか**「短期間で健康的にやせられる外来」**という評判が口コミやネットを通して世間に広がるようになり、いまやスマート外来は全国各地からいらっしゃる患者さんでいつも混み合うような状態になっています。具体的にどういう方法をとってやせるのかについては、後ほどくわしくご紹介することにしましょう。

ただ、この場で1点だけ強調しておくと、スマート外来においていちばんの柱になっているルールが、「甘い飲み物をやめる」ということなのです。

スマート外来にいらっしゃる脂肪肝や肥満の患者さんは、ほぼ例外なく、これまで甘い飲み物を習慣的に摂ってきた方々で占められています。そういう方々の肝臓には甘い飲み物によるダメージが蓄積しているので、まずは原因である甘い飲み物をやめてダメージを取り除いていかなくてはなりません。

実際、甘い飲み物をやめると、それだけで肝機能の数値がてきめんに改善し、肝臓や内臓にたまった脂肪が着実に落ちてやせていくようになります。逆から言えば、わたしたちが普段何の気なしに飲んでいる**甘い飲み物は、それくらい甚大なダメージを体にもたらし**

ていたというわけです。

よけいな脂肪を振るい落として生命力を取り戻そう

肝臓が元気に働いているか、弱って働きが落ちてきているかは、わたしたちの日々の健康コンディションに非常に大きい影響をもたらしています。太ってしまうかどうか、糖尿病になるかどうか、病気になるかどうか、疲労しやすいかどうか、老化しやすいかどうか――これらはすべて肝臓の働き具合によって決まると言ってもいいでしょう。

もっとも、自分の肝臓の働き具合がいいか悪いかに気づく人は滅多にいません。**肝臓は「沈黙の臓器」**。〝今日は調子がいいな〟とか、〝このところ調子が悪いな〟とか、〝もう疲れてヘトヘトだよ〟とかについては、肝臓は一切口に出しません。どんなに苦しくても愚痴も言わず弱音も吐かず、日々黙々と働き続けます。実際、肝臓全体の**60％以上が脂肪化している状態になってもまったく自覚症状が現われません。**そのため、肝臓の力が弱っていることに気づかないまま、どんどん肝機能を悪化させてしまう人が後を絶たないのです。

しかしみなさん、肝臓が弱り切ってしまう前にできることはたくさんあります。「甘い飲み物をやめること」をはじめ、やるべきことをやって日々の生活習慣を改めていけば、脂肪肝を治し、**よけいな脂肪を振るい落として、健康をよみがえらせていくことができるのです。**

繰り返しますが、肝臓はわたしたちの生命力の源泉です。

肝臓の大いなる力を生かすも殺すも、これからの行動次第です。このまま甘い飲み物を摂り続けて肝臓を死に追いやるか、それとも甘い飲み物を摂るのをやめて肝臓をよみがえらせていくか。それによって、みなさんがこれから先の人生を健やかに生きられるかどうかが決まってくると言っていいでしょう。

「甘い飲み物くらいで、何もそんな大げさな……」と思う方もいらっしゃるかもしれません。でも、本書をひと通り読み終わる頃には、その考え方は大きく変わっているはずです。私は、本書によって「肝臓の大切さ」や「甘い飲み物の怖さ」に目覚めてくれる方が増えてくれることを願ってやみません。

ぜひみなさんも、しっかり目を覚まして肝臓を復活させるようにしてください。これからでも十分間に合います。肝臓から自分の体を変え、日々の健康をよみがえらせていきましょう。肝臓の大いなる生命力を味方につけて、この先の自分の人生を存分に輝かせていこうではありませんか。

甘い飲み物が肝臓を殺す／目次

はじめに 3
日本人の3人にひとりが脂肪肝 3
わずか3か月で改善できる独自メソッド 7
よけいな脂肪を振るい落として生命力を取り戻そう 11

第1章 早死にするのが嫌ならいますぐ脂肪肝を治しなさい 19

内臓脂肪よりはるかにヤバイ「肝臓にたまる脂肪」 20
肝臓の3大重要機能「代謝」「免疫」「解毒」 23
巨大カンパニー「肝臓」の従業員がみんな肥満に!? 30
非アルコール性脂肪肝はアルコール性の3倍多い 35
お酒を1滴も飲まない人も無関係ではいられない 38
「脂肪肝」の正式名称が2024年8月に変わった 40
日本人に多い、BMI25未満の「やせの脂肪肝」 44

脂肪肝の人は全員「肝硬変の予備群」である 46
脂肪肝→脂肪肝炎→肝硬変の「線維化のステップ」 49
マクロファージが脂肪たっぷりの肝細胞を破壊 51
「修復屋さん細胞」が働くほどに線維化が進む 54
重度の肝硬変ほど、つらくて苦しい病気はない 58
脂肪肝こそがすべての病気の始まりになる 63
放置していると糖尿病発症リスクが2～5倍高まる 67
脂肪肝と糖尿病は切っても切れない「悪友コンビ」 70
「早戻しボタン」のスイッチを入れよう 74
この世でもっとも効率よく脂肪肝になる方法とは 76

第2章 甘い飲み物が肝臓を殺す 81

脂肪肝の原因になる食べ物は「脂肪」よりも「糖」 82
あなたの肝臓もフォアグラ状態になってはいないか？ 84
糖質は精製されるほど肝毒性が強くなる 87
砂糖は「ブドウ糖」と「果糖」でできている 88
「甘いもの依存」は世界中を悩ます大問題 91

果糖は健康に害を及ぼす「悪玉糖」 93
肝臓の脂肪蓄積を促進させる果糖の特徴 95
果糖ドリンクの肝臓攻撃力はまるで「誘導ミサイル」 97
糖は液体で摂ると肝臓破壊スピードが加速する！ 100
新知見！　体内で果糖がブドウ糖に変換される方法とは 103
身近な食品は危険な「果糖ブドウ糖液糖」だらけ 107
ヘルシーな印象のスムージーにも要注意 110
甘い飲み物はブドウ糖と果糖のダブルパンチになる 114
「弱いパンチの連続攻撃」が肝臓はもっとも苦手 116
市販の甘い飲み物のリスクをチェック 120
「爽やかテレビCM」に騙されてはいけません 131
世界では甘い飲み物への規制が強まっている 134
甘い飲み物をやめれば、肝臓は勝手に回復していく 136

第3章　肝臓から脂肪を落とすスマート・メソッド

第3章　肝臓から脂肪を落とすスマート・メソッド 139
ダイエット成功のカギは「肝臓から脂肪を落とす」こと 140

「S」よりも「L」が高い人は脂肪肝の可能性大 142
自分の肝臓の状態をチェックする方法 145
「7％減量」で肝機能が青信号に変わる！ 148
無理なくやせられる「1・2・3の法則」 151
スマート・メソッド「3つのルール」と「5つの習慣」 154
〈ルール1〉飲み物は水・お茶・ブラックコーヒー 156
〈ルール2〉ごはんの量を半分に 159
〈ルール3〉野菜はいままでの2倍食べる 165
〈習慣1〉たんぱく質はしっかり摂る（大豆・魚・鶏肉優先） 168
〈習慣2〉超加工食品を減らす 171
〈習慣3〉水を1日1・5ℓ飲む 173
〈習慣4〉夕食を早めに摂って空腹の時間を長くする 175
〈習慣5〉1日10分以上の運動をする 178
〈スロースクワット〉 180
〈インターバル速歩〉 183
6か月キープして「二度と脂肪肝にならない体」をつくる 184
アルコールはひとまず減らしてみる 189
どんなお酒がより太りやすいのか 192

肝硬変に絶対ならないように、楽しくお酒とつき合おう 196

第4章 肝臓こそすべて ——肝臓から元気になる「9の心得」 201

肝臓を元気にするための基礎知識 202
〈心得1〉肝臓のためになるのは「足し算」よりも「引き算」 204
〈心得2〉「腸活」イコール「肝活」。腸と肝臓は運命共同体 208
〈心得3〉筋肉をつければ脂肪肝も糖尿病も怖くない 212
〈心得4〉「やせの脂肪肝」の人は減量よりもまず運動 214
〈心得5〉70代以上の人はごはんの量を減らさないほうがいい 217
〈心得6〉注目の「GLP－1」は、脂肪肝の改善薬としても期待大 219
〈心得7〉「足るを知る」生活こそ肝臓がよろこぶ生活 222
〈心得8〉肝臓外科医だから分かる、肝臓の驚異的パワー 225
〈心得9〉肝臓が悪い人は軽く10歳老けて見える 228

おわりに 232

肝臓は何歳からでも若返らせることができる 232

構成　高橋　明
イラスト　ナカオテッペイ
図版・DTP　美創

第1章　早死にするのが嫌なら
いますぐ脂肪肝を治しなさい

内臓脂肪よりはるかにヤバイ「肝臓にたまる脂肪」

「脂肪肝を軽く見てはいけません。脂肪肝は〝死亡肝〟と言い直してもいいくらい怖ろしい病気なんですよ」

講演に呼ばれたときなどにこう話し始めると、聴衆のほとんどの方々は、最初、「まさか」「信じられない」「そんな、大げさな……」という半信半疑の表情を浮かべます。ところが、私が説明を続けるうちに、その方々のお顔がだんだん固くなり、やがて眉間にしわを寄せた真剣なものへと変わり、講演が終わる頃になると、その表情に不安や焦りの色さえ加わってきます。

こうした様子からもお分かりいただけるように、脂肪肝は「多くの人に誤って受け止められている病気」なのです。

みなさんはいかがでしょう。脂肪肝のことを「**たいしたことがない病気**」「**誰にでも普通にある、まったく怖くない病気**」と思ってはいないでしょうか。健康診断や人間ドックなどで脂肪肝を指摘されても、「なーんだ、脂肪肝か……これくらいで済んだのならよかった」と胸をなでおろしてはいないでしょうか。

しかし、その誤解が数々の不調や病気を招き寄せる「不幸の第一歩」となるのです。脂肪肝を甘く見て放っていると、後々取り返しのつかない事態を招いて大きな後悔をするハメになりかねません。

いったい、脂肪肝の何がそんなにいけないのか。

まず、押さえておいてほしいのは「**肝臓は、本来脂肪がたまってはいけない場所だ**」ということです。

肝臓の脂肪のように、体内のたまってはいけないところに蓄積する脂肪は「異所性脂肪」と呼ばれています。

そもそも、体脂肪には「皮下脂肪」「内臓脂肪」「異所性脂肪」の3つがあります。通常、皮下脂肪がいっぱいになると内臓脂肪がたまるようになり、皮下脂肪も内臓脂肪もパンパンになって入りきらなくなると、そこからあふれ出した脂肪が**肝臓をはじめとした「異所」にたまっていくようになる**わけです。

皮下脂肪は、皮膚のすぐ下につく脂肪であり、ここにたまる脂肪はたいして害をもたらしません。一方、内臓脂肪は、腸間膜をはじめとした内臓にべったりと蓄積する脂肪です。

内臓脂肪がたまるとおなかがぽっこりとせり出してくるようになり、高血圧、高血糖、脂質異常症、動脈硬化といったメタボ系疾患を促進させることが知られています。きっと、みなさんの中にも「内臓脂肪が多いとヤバイことになる」と日々気にして警戒をしている方が多いのではないでしょうか。

ただ、その**内臓脂肪よりもはるかにヤバイのが異所性脂肪**なのです。肝臓にたまる異所性脂肪は、内臓脂肪よりもさらに厄介な問題を引き起こします。

肝臓に脂肪が過剰にたまってくると、その脂肪が毒性を持つようになり、炎症細胞を呼び集めて肝細胞に障害やダメージをもたらすようになっていきます。これにより**肝細胞破壊が進み、肝機能がどんどん低下していってしまう**わけです。こうした破壊がどれだけ深刻な事態をもたらすかについては、後ほど改めて述べることにしましょう。

とにかく、「肝臓に脂肪がたまる」ということは、基本的にあってはならないことであり、もうそれだけで異常事態だと考えるべき。脂肪肝という異常事態を見過ごしたまま進行させてしまうと、肝臓の機能がじわじわと弱り、それとともに日々を健康に生きる力もじわじわと弱っていってしまうのです。

だから、わたしたちは、決して脂肪肝という問題を軽く見てはいけません。「なーんだ、脂肪肝か……これくらい平気だよな」なんていう軽々しい態度をとるのは、自分から病気や不調を招き寄せて、健康な人生をみすみす放棄しているようなものだと思ったほうがいいでしょう。

肝臓の3大重要機能「代謝」「免疫」「解毒」

脂肪肝の怖さを分かっていただくために、まずは肝臓がいかに重要な臓器であるか、どんな働きをしていて、なぜ大事にしなければいけないのか、その点をごく簡単に紹介しておきましょう。

肝臓は、**何百という複雑な仕事を毎日〝たったひとり〟でこなしている「寡黙なハードワーカー」**です。

あまりにやっている仕事が多岐にわたっているため、誰も「肝臓の代わり」をつとめることはできません。なにしろ、生産部門の主力であるのはもちろん、過剰生産した品の在庫管理、各部門との連携や交渉、クレーム処理、危機管理業務、外部からの侵入者チェック、掃除などの雑務雑用にいたるまで、すべて〝ひとり〟で引き受けているようなもの。

もし、肝臓というスーパー社員が普段通りの仕事をできなくなったら、もうその会社は潰れるしかありません。

たとえ、**AIや機械の力を借りても、肝臓の代役をつとめるのは無理**でしょう。心臓なら人工心臓がありますし、腎臓なら機械の力を借りて人工透析をすることができますが、どんなにテクノロジーが発達しても、肝臓のマルチで膨大な仕事量がつとまるような機械は未来永劫出てこないはずです。

なお、肝臓が担っている何百という仕事の中で、「人間の生命活動維持のためにとくに重要な役割」を選んで紹介するなら、「**代謝**」「**免疫**」「**解毒**」の3つに代表されることになるのではないでしょうか。ここで、肝臓が果たしている3つの重要機能の要点を説明しておくことにします。

〈代謝〉

口から栄養のある食べ物を摂っても、そのままでは人体の役に立つように利用することができません。胃や腸で消化され、腸から門脈という太い血管を通って肝臓へ運ばれ、そこで食べ物の栄養が「使えるかたち」につくり変えられているのです。このように、**栄養素を体が利用しやすいかたちに分解・合成する働き**を「代謝」と呼びます。

肝臓は、人間が生きていくうえで必要な代謝をほとんど一手に引き受けて、日々栄養をつくり変えています。肝臓によって「使えるかたちになった栄養」が、血液を通して全身に送られているからこそ、わたしたちは毎日栄養やエネルギーを得て生きることができているわけです。

炭水化物、たんぱく質、脂質の3大栄養素が肝臓でどう代謝されているのかを一応見ておくと、ごはんやパン、麺類などの炭水化物は、ブドウ糖に分解されたのち、余分なブドウ糖が肝臓でグリコーゲンに変換され、肝臓や筋肉に貯蔵されます。さらに肝臓や筋肉のグリコーゲン貯蔵庫が一杯の場合は、肝臓において中性脂肪に変換されます。

この後くわしく述べますが、こうしてつくられた中性脂肪が皮下脂肪や内臓脂肪としてたまっていき、そこが満杯になると、肝臓内に脂肪が蓄積していくことになるわけです。

一方、たんぱく質は、アミノ酸に分解され小腸で吸収されて、肝臓において体に必要なかたちのたんぱく質に合成されます。

脂質は、脂肪酸、グリセロールに分解され小腸で吸収されて、肝臓においてリン脂質や中性脂肪、コレステロールなどに合成されていきます。

このように、肝臓はわたしたちが生きる源である**栄養やエネルギーを日々生み出してい**

るのです。わたしたちがいつも通りに生きて、いつも通りに活動することができるのは、肝臓がいつも通り代謝の仕事をこなしてくれているおかげだと言えるでしょう。

〈免疫〉

肝臓は、侵入した**細菌やウイルスから体を守る「最後の防波堤」**です。

細菌やウイルス、カビなどの中には、胃や腸をすり抜けて肝臓にまで到達してしまうものも多く、肝臓には「最後の守り」として、そうした異物を攻撃してやっつける免疫システムが備わっているのです。

たとえば、マクロファージ（大食細胞：細菌やウイルスを食べてしまう免疫細胞）は全体の80〜90％が肝臓内に存在していますし、NK細胞（ナチュラルキラー細胞：がん細胞やウイルス感染した細胞を攻撃する免疫細胞）の攻撃力も肝臓が最大となっています。これだけの防御態勢が敷かれているということは、体を守る**免疫戦略にとって肝臓が非常に重要な拠点**である表われでしょう。

このため、肝硬変や肝不全などで肝臓の免疫システムが機能しない状態に陥ると、感染症にかかって命を失うこともめずらしくありません。そこまで肝臓が弱ってしまうと免疫がまったく作動しなくなり、ほんのちょっと細菌やウイルスが侵入しただけでも命が危ぶまれる事態に陥ってしまうんですね。

また、新型コロナウイルス感染症に関するレポートにも、肥満者は普通体重者に比べてICU（集中治療室）入室の割合が高く、死亡率も高いというものがあります。肥満者には脂肪肝や肝機能障害を抱えた人が多いため、**肝機能の低下が免疫力低下を招き、ウイルス感染重症化の原因となっている**という可能性も十分考えられます。

新型コロナウイルス感染症だけでなく、人間の生活は常に感染症のリスクと隣り合わせのようなもの。そうしたリスクから自分の身を守っていくためにも、わたしたちは肝臓を弱らせてしまってはいけないのです。

〈解毒〉

「解毒」も肝臓の重要な仕事のひとつです。解毒の仕事のメインは、アルコールや薬などの**有害物質を分解して、体に悪影響が出ないように無毒化する**こと。また、代謝の過程で発生した有害物質を毒性の低いものに変えて、尿とともに排泄するという仕事も欠かすことができない大事な役目です。

よく知られていることですが、**肝臓が弱ってくると、少量のお酒でもてきめんに酔ってしまう**ようになります。これは肝臓の解毒力が低下したため。アルコールは、肝臓においてアルコール脱水素酵素によってアセトアルデヒドに分解され、さらにアセトアルデヒド脱水素酵素によって無害な酢酸《さくさん》へと変換されています。解毒力が低下するとこうした変換がスムーズにいかず、アセトアルデヒドが長く留まってしまうのです。

アセトアルデヒドは毒性が強く、頭痛、吐き気、顔の紅潮、全身の倦怠感などを引き起こします。そのため、肝機能が低下するとこうした症状が早く現われて長く続くことになります。

また、アンモニアは食べ物の中のたんぱく質から生じるのですが、肝臓の働きによって無毒化されて尿とともに排泄されています。アンモニアが無毒化されないまま全身を回ってしまったらたいへんです。肝硬変末期など、肝機能が弱ってアンモニアを無毒化することができなくなると、**アンモニアの毒が脳に回ってしまい、意識障害（肝性脳症）を引き起こす**ことも少なくありません。

それに、肝硬変になって解毒の働きが機能不全に陥ると、体内にさまざまな有害物質が大量に蓄積してしまうようになります。すると、寝ても休んでも取れない疲れが四六時中続き、毎日身の置きどころがないような重苦しい疲労感に悩まされるようになります。すなわち、肝臓が弱って解毒作用が機能しなくなると、**疲労という〝毒〟すらも処理できなくなってしまう**わけです。

このように、肝臓は「代謝」「免疫」「解毒」をはじめ、人が生きるために欠かせない重要機能を担い、中心的存在として働き続けています。もし、肝臓が働けなくなってこうした機能が全面的にストップしてしまったら、もう人は生命を維持することができなくなってしまうでしょう。

たとえば、「**肝臓が弱っていると、がんなどの難しい病気になったときに治療が受けられなくなる**」というのは、一般の方々にもわりと知られた話です。肝硬変レベルにまで肝臓が弱っていると薬の解毒ができず、抗がん剤治療を行ないたくても、(副作用が大きくなってしまうために)治療を受けることができなくなってしまうのです。

また、開腹手術を行ないたくても、肝臓が弱っていると、免疫力がほとんど機能しなくなっているため、術後感染症にかかるリスクが高くなります。仮に手術をしたとしても、免疫が機能していないと、傷の治りが悪く、術後の回復も遅くなります。さらに、**出血が止まりにくくなる**リスクもあります。出血を止める「凝固因子」は肝臓でつくられているたんぱく質なのですが、肝硬変になると、この凝固因子が働かず、止血に重要な働きをする血小板も著しく減少して、手術ではたいへん出血しやすく、いったん出血したら血が止まりにくい状態になってしまうのです。

もちろん、がん以外の病気でも「肝機能が落ちているために手術などの治療を受けられない」というケースは山ほどあります。つまり、肝機能を低下させてしまうと、治療の選択肢がグッと狭まって、他の病気にかかったときの回復の可能性を大きく下げてしまうことにつながるわけです。

こうした点から見ても、やはり**肝臓は、わたしたちの生命維持のカギを握る臓器**と言うことができるのではないでしょうか。

巨大カンパニー「肝臓」の従業員がみんな肥満に!?

ところで、みなさんは脂肪肝になった肝臓の状態をどのようにイメージしているでしょう。ひょっとして、肝臓の周りにべったりと脂肪の塊が付着するような状態を想像してはいませんか。

でも、それは間違いです。

脂肪肝がかなり進行してしまった状態でも、肝臓の表面はわりとツルツルしているもの。肝臓の周りに脂肪がつくことはありません。

では、どこに脂肪がたまるのかというと、肝臓のひとつひとつの**細胞内部にたまっていく**のです。

脂肪肝の肝臓の組織を採取して顕微鏡で覗くと、ラーメンのスープに浮かんだ油のような丸いつぶつぶがたくさん観察できます。すなわち、その丸いつぶつぶが肝細胞内にたまった脂肪滴。肝臓には約2500億個もの肝細胞があるのですが、そのひとつひとつがラーメンスープの油のような脂肪に占拠されていくわけです。

脂肪滴が増えてくると肝細胞は風船のようにふくらんできて、そうした細胞が多くを占めるようになると、**肝臓全体も腫れたように膨張してきます**。このように、脂肪滴でパンパンにふくらんだ無数の細胞が、所狭しとぎゅうぎゅうと連なっている状態が、脂肪肝だと思ってください。

なお、ひとつひとつの肝細胞に脂肪がたまってくると、当然、個々の細胞が通常の業務をスムーズにこなせなくなり、肝臓全体の働きがだんだん鈍ってきたり落ちてきたりするようになります。

前述の通り、肝臓は「代謝」「免疫」「解毒」をはじめ、人間が生命を維持していくうえで欠かせない数々の重要な仕事を一手に引き受けて働き続けています。肝臓はよく「人体の化学工場」と呼ばれますが、その存在はもっと重要であり、むしろ「生きるか死ぬかのライフラインをすべて握って、**人体を内側から操作している超巨大カンパニー**」のような感じでしょうか。

当然ながら、この巨大カンパニーの工場が操業を全面的に停止してしまったら、もう人は生きていけません。

そして、脂肪肝の状態は、この超巨大カンパニーで働く大勢の**従業員のひとりひとりが超肥満体になってしまったようなもの**でしょう。身動きできないほどデブデブに太った大勢の従業員たちがハアハア言いながら苦しそうに働く様子を想像してみてください。そんな状態では仕事の効率が低下して、日々のノルマや業務をこなすのにもいちいち支障が出るかもしれません。

また、ひとりひとりの働く力の低下は、てきめんに組織全体の不調につながります。肝

● 正常肝と脂肪肝の違い

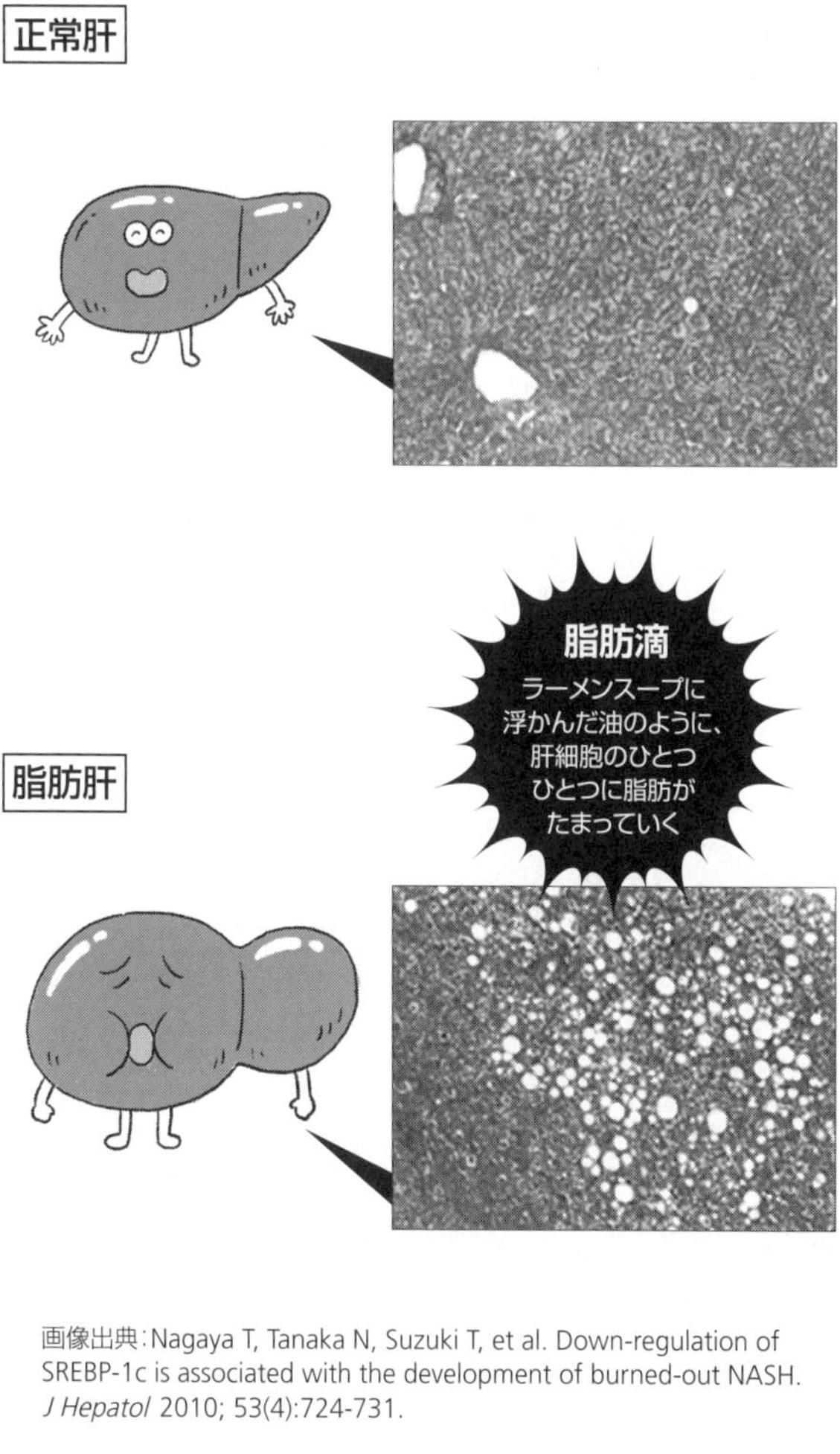
正常肝
脂肪滴
ラーメンスープに
浮かんだ油のように、
肝細胞のひとつ
ひとつに脂肪が
たまっていく
脂肪肝

画像出典：Nagaya T, Tanaka N, Suzuki T, et al. Down-regulation of SREBP-1c is associated with the development of burned-out NASH. *J Hepatol* 2010; 53(4):724-731.

臓という巨大カンパニーは何百という重要業務を引き受けているわけで、その不調や業績不振は、多方面に悪影響やダメージをもたらし、いずれは人体の運営力を大きく低下させることにもつながっていくでしょう。

つまり、脂肪肝になると、肝臓の細胞の力が落ち、肝臓全体の力が落ちて、**体全体がドミノ倒しのように悪いほうへ悪いほうへと傾いていってしまう**ことになる。しかも、肝臓という臓器はどんなに不調であろうとも悲鳴を上げることなく黙々と働き続けてしまうため、しばしば「気づいたときには、もうどうにもならないほどヤバイ状態だった」ということが起こりがちになるのです。

ですから、わたしたちは、肝臓という巨大カンパニーが大きく力を落とさないうちに脂肪肝を治していかなくてはなりません。どうにもならない状態に陥る前に、細胞という従業員ひとりひとりの元気を取り戻し、日々の業務を健全化して、カンパニーの再建をはかっていかなくてはならないのです。

もっとも、その再建はわりと簡単です。先にも述べたように、**肝臓は驚くべき回復力を備えた臓器**。日々食事などの習慣を改善して、やるべきことをちゃんとやりさえすれば、カンパニーで働く全従業員（肝細胞）をすっきりダイエットさせることができます。すなわち、肝臓から脂肪を追い出すことによって健全な機能を取り戻し、超巨大カンパニーをよみがえらせていくことができるのです。具体的にどのような方法でよみがえらせていくかについては、後ほど改めて紹介することにしましょう。

非アルコール性脂肪肝はアルコール性の3倍多い

決して大げさではなく、現代の日本は「脂肪肝の人だらけ」です。いまのところ、**日本人の約3人にひとり、推定約4000万人の人が脂肪肝**だと言われていますが、現実にはもっと多いのではないでしょうか。

脂肪肝は、組織学的に**肝臓に5%以上の脂肪沈着が見られる状態**と定義されています。日本では健康診断で肝機能の数値の悪さを指摘され、エコー検査を受けた結果、脂肪肝と診断されるケースがほとんどです。ところが、通常のエコー検査では、肝臓に30%以上脂肪が蓄積していないと検出をするのが難しいのです。これは30%未満で検出されない脂肪肝も多いということ。推定約4000万人というのはエコーで診断された人の数をもとにしているので、「5%以上の脂肪沈着がある人」ということで**ちゃんと調べたら、どっと人数が増えるのは間違いありません**。

それに、多少肝臓の数値が悪くても放っている人もたくさんいるし、健康診断を受けていないために脂肪肝が進んでいることに気づいていない人もたくさんいます。そういう方々を含めれば、脂肪肝の推定人数は相当な数に上るはずです。新たに脂肪肝を指摘される人も年々着実に増えているので、私はもう「**１億総脂肪肝**」と言ってもいいくらいの状況になりつつあるのではないかと見ています。

なお、脂肪肝は大きくふたつに分かれます。後述するようについ最近、脂肪肝の正式名称が変更されたのですが、あえて旧来の名称で言うと、「非アルコール性脂肪性肝疾患（ＮＡＦＬＤ《ナッフルディー》）」と、「アルコール性脂肪性肝疾患」のふたつです。推定人数約４０００万人の内訳で言うと、「非アルコール性」のほうが約３０００万人、「アルコール性」のほうが約１０００万人です。

お分かりのように、**「非アルコール性」のほうが３倍も多い**。脂肪肝というとアルコールの飲み過ぎ、いわゆるお酒好きの人がなる病気というイメージが強いのですが、じつは「お酒なんてほとんど飲まない」、あるいは「お酒はまったく飲まない」という人にも脂肪肝が増えていて、肝臓病の学会などでも、近年は非アルコール性タイプのほうが大きな議題となっているのです。

非アルコール性タイプの脂肪肝が増えている原因は「糖質の摂り過ぎ」であり、糖質の過剰摂取のなかでも、私はとりわけ（本書のメインのテーマである）「甘い飲み物の摂り過ぎ」を問題視しています。

そのため本書では、この非アルコール性タイプ、すなわち**「非アルコール性脂肪性肝疾患（NAFLD）」のほうをメインに取り上げ**、とくにことわりを入れない限り、こちらをなじみ深い病名である「脂肪肝」と呼ぶことにします。

また、脂肪肝のうち1～2割の人は、「非アルコール性脂肪肝炎（NASH《ナッシュ》）」と呼ばれる炎症疾患へと移行します。こちらのほうは、とくにことわりを入れない限り「脂肪肝炎」と呼ぶことにしましょう。

脂肪肝炎は進行性の疾患であり、放っていると肝硬変や肝臓がんを引き起こすことが知られています。脂肪肝炎から肝硬変や肝臓がんになる人は、日本だけでなく世界中で急増中です。これまで、肝硬変や肝臓がんの原因は、肝炎ウイルスとアルコールが9割以上を占めていたのですが、今後10年以内にこの**脂肪肝炎が、肝臓病における死亡原因の1位になるだろう**と予想されています。

とにかく、ここでは肝臓疾患で重視すべきウェイトが大きく変わってきていることを押さえておいてください。

ひと昔前までは肝臓病というと「肝炎ウイルス」や「アルコール」の問題ばかりが取り上げられていました。しかし、いま、**C型肝炎やB型肝炎は内服薬により短期間で完治できる**ようになって新規感染者が激減していますし、アルコール性の肝疾患のほうはいまだ多くの患者がいて決して安心できるような状況ではないものの、これまでと比べてそう目立った増え方はしていません。

ところが、肝炎ウイルスやアルコールの問題がすっかりかすんでしまうくらいの勢いで、非アルコール性の脂肪肝や脂肪肝炎が急激に増え、さかんにクローズアップされるようになってきているわけです。

お酒を1滴も飲まない人も無関係ではいられない

なお、みなさんの中には「つき合い程度にはアルコールを飲むけど、別にそんなに好きでもないし量も飲まない」という人も多いと思います。そういう人の脂肪肝や脂肪肝炎はいったい**「非アルコール性」**と**「アルコール性」**のどっちに入るのでしょう。

一応、非アルコール性の飲酒量の基準は、純アルコール換算で男性は1日に30ｇ未満、女性は1日に20ｇ未満となっています。これは、男性なら5％ビール500㎖を1・5本分未満、女性なら5％ビール500㎖を1本分未満の飲酒量に相当します。

一方、アルコール性の肝障害は、男性なら純アルコール換算で1日に60ｇ以上、女性なら50ｇ以上の飲酒を常習している人が対象になります。こちらの場合は、それぞれ5％ビール500㎖を3本以上と2・5本以上の飲酒量に相当することになります。

ただ、この基準だと、1日の飲酒量が「男性30～60ｇ」「女性20～50ｇ」で脂肪肝になっている人は、いったい非アルコール性とアルコール性のどっちに入るのかということになってしまいますよね。

「500㎖の缶ビールを毎日1・5本は飲むが、3本以上は飲んでいない」という飲酒量の方が日本人には多いにもかかわらず、これまでの基準では**この飲酒量の人の肝障害には病名がなかったわけです。**

そこで、次項で詳しく述べますが、2024年8月に日本語での病名が決定した、脂肪肝の新正式名称においては、これまでの基準では非アルコール性でも、アルコール性でもなかった飲酒量の方に「代謝機能障害アルコール関連肝疾患（MetALD）」という新名称がつくことになりました。

ともあれ、ここでみなさんに知っておいていただきたいのは、「私はたいして飲まないから脂肪肝なんて関係ないわ」という顔はしていられないということ。「アルコールをつき合い程度に飲む人」や「ほんの少ししか飲まない人」「ごくたまにしか飲まない人」「アルコールを1滴も飲まない人」――どんな飲み方をしていようとも、日々糖質を過剰に摂取していたり、甘い飲み物を習慣的に飲んでいたりすれば、肝臓内に着実に脂肪がたまっていくのです。

みなさんも、もし糖質の摂り過ぎという自覚がほんの少しでもあるのであれば、**アルコールを飲む飲まないにかかわらず**、「自分も脂肪肝と無関係ではいられない」と思ったほうがいいでしょう。

「脂肪肝」の正式名称が2024年8月に変わった

2023年6月、欧州肝臓学会は、米国肝臓病学会などと合同で「非アルコール性脂肪性肝疾患（Non-Alcoholic Fatty Liver Disease：NAFLD）」「非アルコール性脂肪肝

● 脂肪肝の分類（新旧の名称）

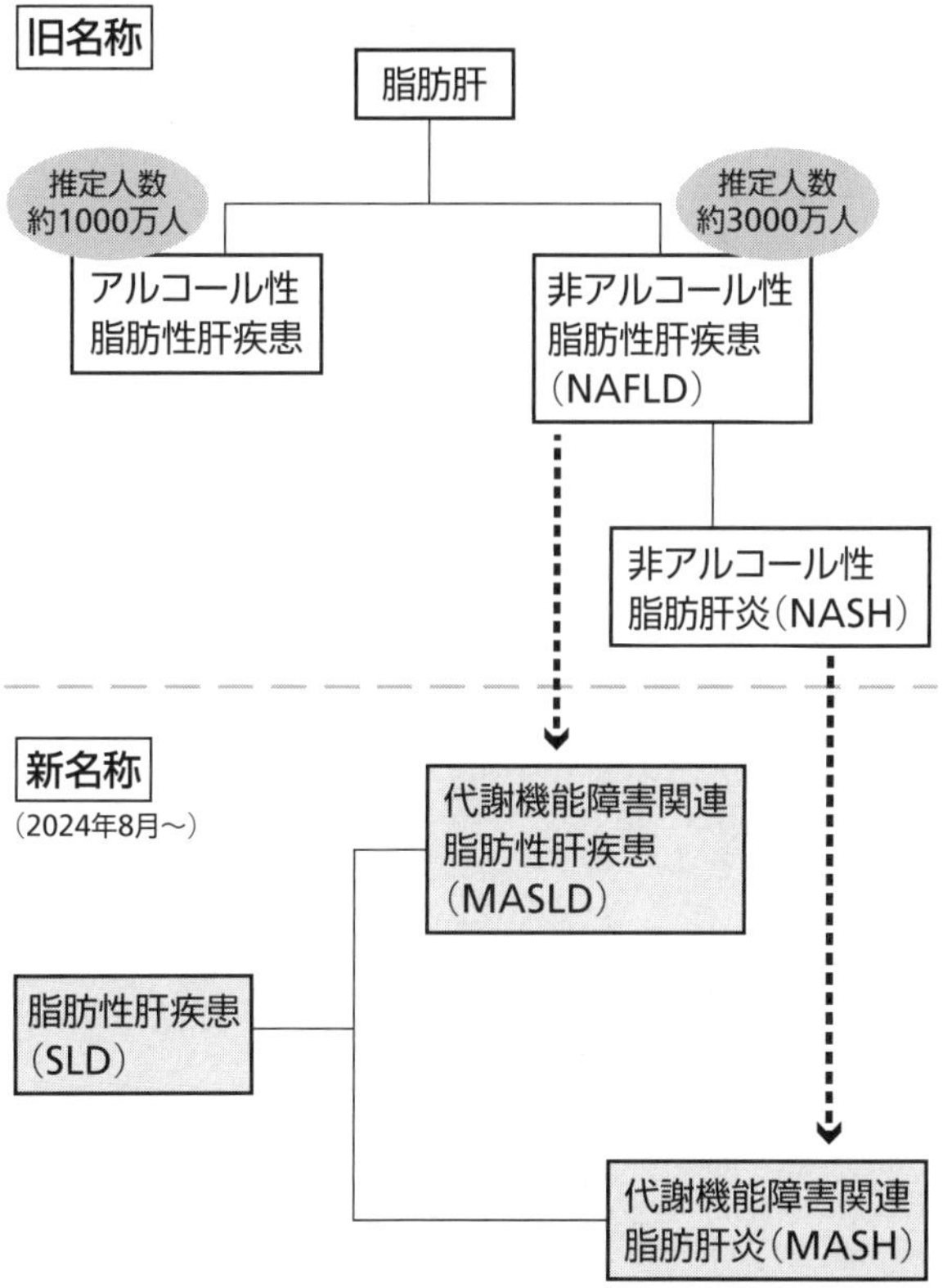

新名称では、この他、「アルコール関連肝疾患（ALD）」「代謝機能障害アルコール関連肝疾患（MetALD）」「成因不明脂肪性肝疾患」「特定成因脂肪性肝疾患」などが発表された。基準やガイドラインについては、目下検討中とのこと。

炎（Non-Alcoholic Steatohepatitis：ＮＡＳＨ）」などの脂肪性肝疾患の名称を変更しました。

変更の理由は、“Alcoholic”が「飲んだくれ」、“Fatty”が「デブの」という意味で捉えられ、スティグマ（烙印、レッテル付け）を生む不適切用語だという声が大きかったため。不適切な表現にやたらと厳しい昨今の潮流に対応した変更ということになります。

そして、こうした世界の動向を受けて、日本肝臓学会、日本消化器病学会も、２０２４年8月、**脂肪肝の新しい日本語病名**を発表しました。

この発表により、ＮＡＦＬＤは、「代謝機能障害関連脂肪性肝疾患（Metabolic Dysfunction Associated Steatotic Liver Disease：ＭＡＳＬＤ《マッスルディー》）」、ＮＡＳＨは、「代謝機能障害関連脂肪肝炎（Metabolic Dysfunction Associated Steatohepatitis：ＭＡＳＨ《マッシュ》）」と呼ばれることになりました。

要するに、「**メタボリック（代謝性）の障害である**」という点を前面に打ち出した名称変更です。日本語の「アルコール性」や「脂肪性」は、決してスティグマを生むような印象の悪い用語ではありませんが、国際基準に合わせて正確な日本語訳が採用されたことになります。

ともあれ、今回の名称変更により、前項で述べた「アルコール性でも非アルコール性でもない（どっちに入るのか分からない）脂肪肝」は、「代謝機能障害アルコール関連肝疾患（MetALD）」という病名で明確化されました。

もっとも、新正式名称の「MASLD」と「MASH」は、いまの日本の医療現場ではまだまったくと言っていいほど根づいていません。

発表されてから日が浅いので、当然と言えば当然ですが、たぶん、内科のお医者さんに「MASLD」や「MASH」のことを話しても、首をひねられることのほうが多いと思います。

日本の医療界では旧名称の「NAFLD」や「NASH」も、長い年月をかけてようやく認知されてきたというところがあるので、ここへきての名称変更は、多くの医療現場から〝戸惑い〟をもって受け止められているのではないでしょうか。

ですから、先にもおことわりしたように、本書では**「NAFLD（新名称MASLD）」を「脂肪肝」と呼び、「NASH（新名称MASH）」を「脂肪肝炎」**と呼んで論を進めることにします。新旧の名称を用いて話がややこしくなるよりも、このかたちで進めるのがもっともシンプルで分かりやすいと思うのです。

日本人に多い、BMI25未満の「やせの脂肪肝」

「脂肪肝はお酒を飲む人がなるもの」という先入観と同じように、「脂肪肝は太った体型の人がなるもの」という固定観念を持っていらっしゃる方も多いと思います。なかには、「私はやせているから、脂肪肝なんて関係のない話」と頭から決め込んでいる人もいるかもしれません。

しかし、そうした考えも捨て去ってしまったほうがいいでしょう。じつは、**脂肪肝はやせた人にも少なくない**のです。

もちろん、肥満体型を自覚している人や肥満気味の体型が気になっている人は、ほぼ間違いなく脂肪肝です。とりわけ「辞書くらいの分厚さでおなかをつかめる」「おなかがまん丸にせり出している」「BMIや体脂肪率が高いのが気になっている」「医者からずっとメタボを注意されている」といった人は、99％の確率ですでに脂肪肝になっていると言っていいでしょう。

ところが、脂肪肝はそういう太った人だけに現われるとは限らないのです。なかでも**日本人は、「やせの脂肪肝」が多い**傾向があります。欧米では肥満の脂肪肝患者が9割以上を占めているのですが、日本を含めたアジア諸国においては、肥満のない脂肪肝患者がけっこうな割合でいるんですね。ある疫学調査によれば、日本ではBMI25未満のやせたタイプの脂肪肝患者が、全脂肪肝患者の20・7％（約5人にひとり）を占めるというレポートも出ています。

いったいどうしてやせているのに脂肪肝になるのか。それには、**「筋肉量の少なさ」が影響している**可能性があります。

筋肉には糖（グリコーゲン）を一時的に貯蔵する役目があるのですが、筋肉量が少なく糖を貯蔵できる容量が少ないと、あふれた糖が肝臓へ向かいやすく、肝臓において中性脂肪に変換されやすくなるのです。そのため、やせ型で筋肉量の少ない人が、間食としてスナック菓子や甘いものをしょっちゅう食べたり、甘い飲み物を習慣的に飲んだりしていると、脂肪肝ができめんに進んでしまうというわけです。

こうした「やせの脂肪肝」の人の場合は、**筋トレで筋肉をつけつつ体脂肪率を減らしていく必要がある**のですが、これに関しては、後の章で改めて述べることにしましょう。とにかくここでは、「脂肪肝は、やせている人でも油断禁物」ということを、みなさんしっかり覚えておくようにしてください。

脂肪肝の人は全員「肝硬変の予備群」である

さて、ここからは「脂肪肝という病気の怖さ」について、さらに深掘りしていくことにしましょう。

私はたまに「脂肪肝を放置した末の病気で、いちばん怖ろしいものは何ですか？」と聞かれることがあります。その際は、何の迷いもなく「**肝硬変です**」と答えます。

これまで私は肝硬変に苦しむ患者さんを数えきれないほど見てきました。何度も言うように、肝臓という臓器はほとんど症状を発しないため、知らぬ間に脂肪肝や脂肪肝炎を悪化させてしまう人が多い。そして、黄疸《おうだん》やむくみなどの症状が出始めて「これはおかしい」とようやく気づいたときにはすでに肝硬変がだいぶ進んでしまっていた……というケースが後を絶たないのです。

私はそういう患者さんをひとりでも少なくしたい。私が脂肪肝や脂肪肝炎に対してさかんに警鐘を鳴らすのも、**「肝硬変になって苦しむ人を少なくする」ことが肝臓専門医としての使命**だと考えているからです。

では、肝硬変はいったいどのように進んでいくのか。

肝硬変は、肝臓の細胞が破壊されて「線維化」が進み、肝臓全体が硬く変質して機能しなくなる疾患です。コトの始まりは脂肪肝。肝細胞に脂肪がたまると1〜2割の人に脂肪肝炎が発生するのですが、この炎症が始まると線維化のスピードがグッと上がり、5年から10年の間に肝硬変になるとされています。

要するに、悪化する段階を単純にたどるのであれば、「脂肪肝→脂肪肝炎→肝硬変」という流れになり、この流れの中でも、肝細胞の炎症である脂肪肝炎を発症させてしまうかどうかが大きなポイントになります。脂肪肝の状態はまだ「黄色信号」だとしても、**脂肪肝炎になったらもう「赤信号」**だと思ったほうがいいでしょう。

ただ、気をつけてほしいのは、この信号ランプがいつ「黄色」から「赤」へ変わるか読めない点なのです。それというのも、脂肪肝炎が必ずしも「脂肪肝がかなり進行してから起こる」ものだとは限らないからです。

もちろん、長い月日をかけて脂肪肝が進み、相当量の脂肪蓄積が進んでから脂肪肝炎になる「じっくり進むパターン」も多いのですが、一方で、脂肪肝になってからまだ日が浅く、脂肪化の程度が軽いにもかかわらず脂肪肝炎になってしまう**「一気に進んでしまうパターン」もある**のです。

つまり、黄色ランプがついて長い時間が経ってから赤ランプが点灯する場合もあるし、黄色ランプがついてすぐに赤ランプが点灯してしまう場合もあるということ。これでは、いつ赤ランプがつくか分かったものではありません。

ですから、そういう点では「脂肪肝の黄色ランプ」がついた時点で、誰もが**肝硬変への危機意識を持つべき**なのです。すなわち、健康診断などで脂肪肝と指摘されたなら、脂肪の蓄積程度に関係なく「自分はもう、いつ脂肪肝炎の赤ランプがついてもおかしくない状態」だと思ったほうがいい。そのうえで、「自分はすでに肝硬変の予備群なんだ」というくらいの危機意識を持つほうがいいのです。

おそらく、ここまで読んできて「自分の脂肪肝は、いまどれくらいマズイ状態なのだろう」「**自分の肝臓はどれくらい線維化が進んでいるんだろう**」と心配になってきたみなさんも多いのではないでしょうか。

そうした肝硬変リスクの程度を知るには、「FIB－4《フィブフォー》 index《インデックス》」と呼ばれる指標があり、最近は血液検査の肝機能の数値を入力すれば、ネットでも簡単に調べられるようになっています。こうした肝機能の健康度チェックに関しては、後ほど改めて述べることにしましょう。

脂肪肝→脂肪肝炎→肝硬変の「線維化のステップ」

私は、「肝硬変末期の肝臓」を体から取り除いて、そこに「健康な肝臓」を移植する生体肝移植手術が専門であるため、「肝硬変の肝臓」と「健康な肝臓」の怖ろしいほどのギャップを日常的に目にしてきました。

健康な肝臓は、表面がツヤツヤしていてしなやかな弾力があり、ずっしりとした質感があります。ところが、肝硬変末期の肝臓となると、表面全体がでこぼこ状のゴツゴツとした起伏で覆われ、弾力や質感が消え失せて、叩くとコツンコツンという音でもしそうな**硬い石のような状態になってしまう**のです。

いったいどうして、こんなにも痛々しい姿に変わってしまうのか。ここで、脂肪肝から脂肪肝炎、肝硬変へと進む「線維化のステップ」をもう少しクローズアップしておくことにしましょう。

まず、すべてのコトの始まりは脂肪肝です。

肝臓では日夜、入ってきた糖質をグリコーゲンに変えたり、余った糖質を中性脂肪に変えたりする作業が行なわれています。**いまの時代は誰もが糖質摂取過剰になりがち**なので、あり余った糖質から中性脂肪がどんどんつくられているような状態が「普通」になってしまっていると言っていいでしょう。

これらの中性脂肪は、通常、いざというときのためのエネルギーとして皮下脂肪や内臓脂肪にストックされるのですが、前述の通り、皮下脂肪も内臓脂肪もパンパンになると、「行き場のないあふれ出した脂肪」が〝仕方なく〟肝臓の細胞に蓄積されていくことになるわけです。肝細胞からすれば、行き場のない過剰エネルギーを〝不法投棄〟されたようなものであり、迷惑以外の何ものでもありません。

たとえば、肝細胞を一軒の「家」、たくさんの肝細胞（家）が集まった肝臓全体を「街」だと思ってください。**ひとつひとつの肝細胞に脂肪が入り込む**のは、一軒一軒の家に「見知らぬ他人」がいつの間にか忍び込んできて、そのまま居ついてしまうようなものでしょう。ただし、その「見知らぬ他人」は、家の中に入り込んできても別に暴れたり犯罪行為をしたりするわけでもなく、一見おとなしい顔をして、あたかも以前から住んでいたかのように振舞うのです。

しかし、おとなしいからといって気を許していると、やがてふたり、3人と仲間を増やし、徐々に存在感を増して、いつしかその家を占拠してしまうほどの大勢力へとふくらんでいってしまいます。そして、気がついたら、どこもかしこも「見知らぬ者どもに占拠された家ばかり」になり、**「脂肪」という名のよそ者に街全体を乗っ取られたような状態**になっていってしまう……。

まるでSFホラーのようですが、脂肪肝では、そういう「脂肪による不法占拠状態」が徐々に進行しているものと思ったほうがいいのです。

マクロファージが脂肪たっぷりの肝細胞を破壊

次の段階は脂肪肝炎。アルコールも飲まないし、ウイルスにも感染していないにもかかわらず、**肝臓に炎症が起きて線維化が進んでしまう疾患**です。先にも述べたように、脂肪肝炎はもう「赤信号」が点灯している段階であり、これを放っていると、肝硬変や肝臓がんに進むリスクが大きく高まります。

なぜ、脂肪肝炎が起こるのかの原因は、複数の要因が複雑に影響しているとされていて、じつはまだよく分かっていません。ただ、最近になって、「肝臓の脂肪化」と、それに伴う「免疫細胞の暴走」が炎症や線維化を進ませてしまうのではないかという知見が有力になっています。

ここは、なるべく分かりやすく説明しましょう。

先ほど、「脂肪」を「肝細胞という家に入り込んできたよそ者」にたとえました。このよそ者たちは、肝細胞内に多くたまってくると「毒性」を持つようになります。最初はおとなしかったのに、仲間を増やして勢力を拡大するうちに、さかんに毒を吐いて迷惑行為を働くようになるわけです。もちろん、肝細胞という「家」は、大ピンチを迎えてSOSを発することになります。

そして、この大ピンチに駆けつけてくるのが「**免疫細胞**」です。

みなさんご存じのように、リンパ球、NK細胞、マクロファージなどの免疫細胞は、「疫」を免れるために、体内に侵入した細菌やウイルスなどの異物と闘ってくれる存在です。もちろん、病気から体を守ってくれる「プラス面」もあるのですが、最近の研究では、**免疫細胞の攻撃力は往々にして体に「マイナスの現象」をもたらす**ことが分かってきました。すなわち、そのマイナスの現象が「炎症」なのです。

話を戻すと、肝細胞という「家」の大ピンチに免疫細胞が駆けつけてくると、「毒性をはらんだ脂肪VS免疫細胞」という構図でバトルが繰り広げられます。もちろん見事に免疫細胞サイドが勝利するのですが、肝細胞という「家」を舞台にバトルが繰り広げられたため、家がめちゃくちゃに壊され、**肝細胞が死んでしまう**ことになるのです。つまり、そういったバトルがあちらこちらで発生し、めちゃくちゃに破壊された家がたいへんな数に上り、免疫細胞による「炎症」という〝被害〟が大きく広がっていってしまうことになるわけですね。

なお、脂肪肝や脂肪肝炎の「炎症」においては、免疫細胞の中でもとくにマクロファージが大きな役割を果たしています。もともと体の中でマクロファージがいちばん多く集まっている臓器が肝臓であり、脂肪という「よそ者ども」が大きな顔をして毒を吐き出すと、たくさんのマクロファージが駆けつけてくるというわけです。

しかも、最新の研究によると、このマクロファージたちは、肝臓の脂肪化が進んでいると免疫反応をより先鋭化させることが分かってきたのです。これは、「毒を吐き出したたくさんの脂肪」という敵を目の前にすると、**マクロファージがより攻撃的になって暴走しやすくなる**ということ。マクロファージの暴走によって引き起こされた炎症は、肝細胞という家々をどんどん破壊していってしまいます。

悪化の程度によりけりですが、脂肪肝炎が進んで炎症がひどくなれば、それこそあたり一面焼け野原にするくらいの勢いで細胞破壊が進んでしまうのではないでしょうか。

いかがでしょう。みなさん、脂肪肝炎の炎症の怖さが少しずつ分かってきたのではないでしょうか。

ただ、ここでひとつつけ加えておきたいのは、**マクロファージの暴走に火をつけてしまうのは「脂肪の蓄積」**だということです。そもそも肝細胞に脂肪というよそ者をため込まなければ、マクロファージが攻撃的な態度に豹変することもなかったし、炎症という被害も起こらなかったわけです。

だから、重ねて言いますが、脂肪肝を放っておいてはいけない。脂肪肝炎につながるバトルを発生させないためにも、わたしたちは常日頃から肝臓に脂肪をため込まないよう注意していかなくてはならないのです。

「修復屋さん細胞」が働くほどに線維化が進む

さて、脂肪肝や脂肪肝炎では、免疫細胞が炎症を引き起こして肝細胞を破壊してしまうというところまで説明しましたが、この話にはまだ続きがあります。じつは、炎症によってめちゃくちゃに破壊された家々を**修復・再建しようというプロセスが、なんと肝硬変を進行させてしまう**ことになるのです。

まず、炎症により肝細胞という家々が壊されてしまうと、修復・再建のキーマンとして「伊東細胞」が呼び寄せられます。これは1956年に群馬大の伊東俊夫教授により発見された、線維芽《せんいが》細胞の一種。ここでは、「**修復屋さん細胞**」と呼ぶことにしましょう。

この「修復屋さん細胞」は、壊滅した家々に集まってくると、さかんに**ファイバー（コラーゲン線維）を出して肝細胞の修復作業を始めます**。とくに細胞と細胞の間のクラックと呼ばれる壁の部分をファイバーで固めて、その部分を厚くしていくのです。家や街の再建で言えば、住宅密集地の家と家の間の細い通路の部分をコンクリートで固めていったり、住宅街を縦横に走っている道路の地割れ部分やひび割れ部分をコンクリートで埋めていったりするようなイメージでしょうか。

そして、この「修復屋さん細胞」によるファイバー修復が何回にもわたって繰り返されると肝臓組織の「線維化」が進み、じわじわと肝硬変が進んでいってしまうことになるわけです。

もちろん、1回の炎症による修復では大きく線維化が進むことはありませんし、炎症がそれきり起こらなければ、ファイバーは少しずつ減っていき、問題を起こすようなことはなくなります。

しかし、炎症で壊れてはファイバーを出して修復し、また炎症で壊れてはファイバーで修復し……といったように破壊と再生を繰り返していると、細胞と細胞の間の壁がどんどんファイバーで分厚くなり、そのうち**細胞の周りがファイバーだらけ**になって、肝臓の組織全体が線維化してカチカチに硬くなっていってしまいます。

つまり、肝硬変は、何度も炎症を起こしては破壊と再生を繰り返すうちに、家も街もすっかり修復ファイバーで覆われてしまい、街としての機能を失って、肝臓という街全体が廃墟と化してしまったような状態なのです。

たぶん、みなさんの中には「いくら何でも、自分の肝臓内ではそんな破壊や再生は起こっていないはずだ」とタカをくくっている人もいるかもしれません。

しかし、脂肪肝や脂肪肝炎がある人は絶対に油断は禁物。たとえば、肝機能の数値の**ALT（GPT）が高値の人は「肝細胞がいままさに破壊されていますよ」という証拠**です。

とくに、アルコールを飲まないのにALTが3ケタあるような人は、炎症による細胞破壊

●肝硬変を起こした肝臓

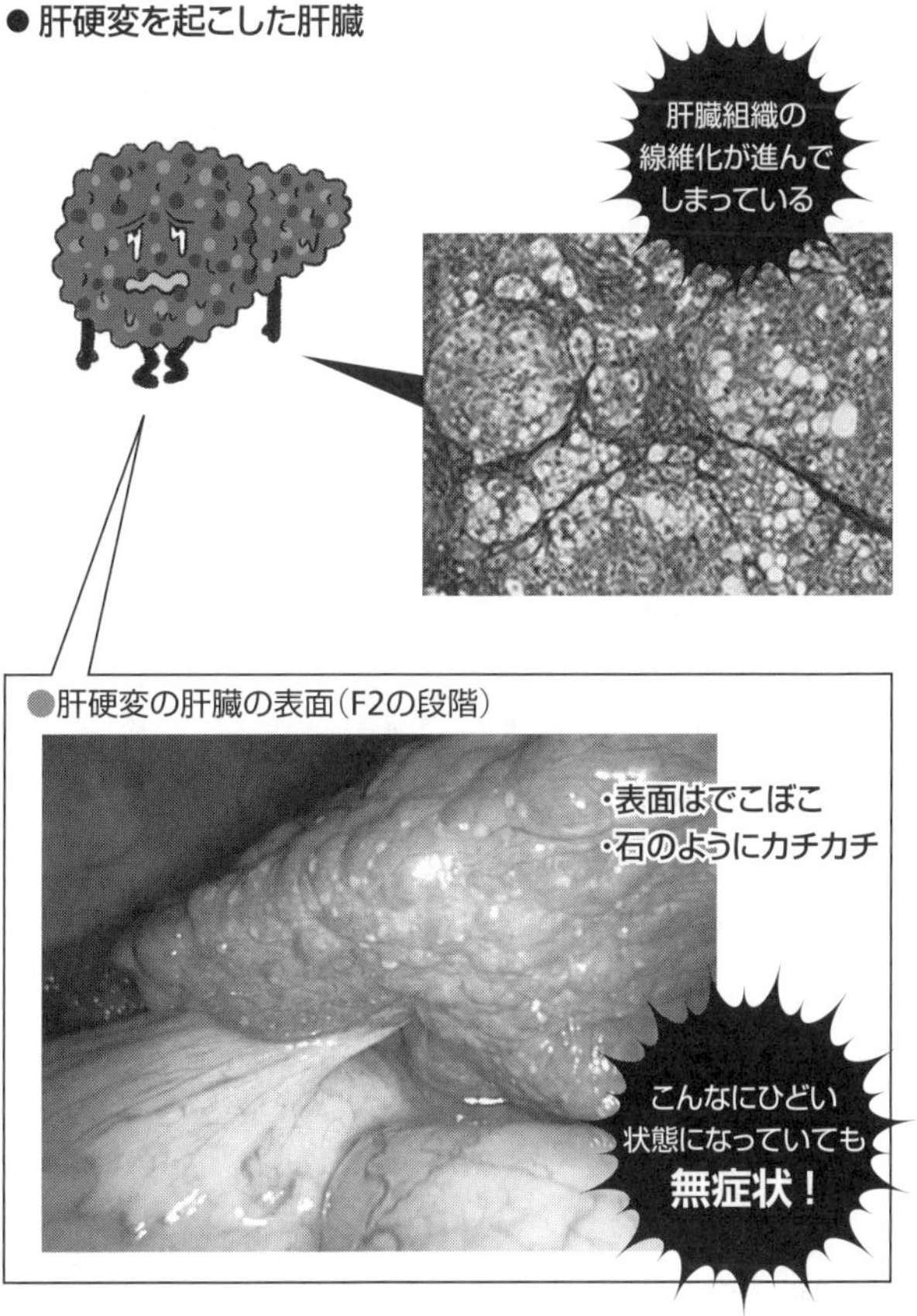
肝臓組織の
線維化が進んで
しまっている
●肝硬変の肝臓の表面（F2の段階）
・表面はでこぼこ
・石のようにカチカチ
こんなにひどい
状態になっていても
無症状！

画像出典：（上）Nagaya T, Tanaka N, Suzuki T, et al. Down-regulation of SREBP-1c is associated with the development of burned-out NASH. *J Hepatol* 2010; 53(4):724-731.
（下）信州大学 田中直樹教授 提供。参考：Tanaka N, Ichijo T, Okiyama W, et al. Laparoscopic findings in patients with nonalcoholic steatohepatitis. *Liver International* 2006; 26: 32–38.

が進んでいると考えられるので早急に治療しなくてはなりません。

とにかく、まったく何の症状もないにもかかわらず、「肝臓内で炎症による破壊と再生が頻繁に繰り返されている」といったケースはそんなにめずらしいことではありません。脂肪肝や脂肪肝炎を指摘されている人は、こうしたリスクを決して甘く見ないようにしてください。

重度の肝硬変ほど、つらくて苦しい病気はない

肝硬変は、線維化の進行度によって4段階の病期に分かれています。F1が軽度、F2が中度、F3が重度、F4が末期肝硬変です。

F2まではほとんど症状らしい症状がないのですが、それでもすでに**肝臓表面はでこぼこしたひどい状態**です。よく講演のときに、F2の肝硬変のスライド写真をお見せしながら「こんな悲惨な状態になっていても、ほぼ無症状なんですよ」と話すのですが、すると会場全体がいつもザワッとした感じになります。

ただ、F2までなら、即治療を始めれば何とか元の肝臓に戻せる可能性があります。重度のF3や末期のF4になってしまうともう元に戻せません。肝移植手術という手段をと

らない限り、たいへんな苦しみに苛《さいな》まれながら、**1日1日少しずつ命が尽きていくのを待つしかない**状態になってしまいます。

ですから、肝硬変はF2の段階までに何としても食い止めなくてはなりません。脂肪肝炎が始まった時点で治療をスタートすれば、そこまで線維化が進んでしまうことはないので、症状がなくても危機感を持って、悪化しないうちに早め早めの対処をしていかなくてはならないのです。

なお、F3以降、重度や末期になると、どういう事態に見舞われるのかについて説明しておきましょう。

肝硬変は、この段階まで線維化が進むとようやく自覚症状が出始めます。主な症状は、黄疸、むくみ、腹水、疲労感、倦怠感など。こうした症状が出るようになったときには、肝臓という臓器はもう「瀕死の状態」になってしまっていると思ったほうがいいでしょう。**症状が出た時点で、「時すでに遅し」**なのです。

この本のはじめのほうで「肝臓は人の生命力の源泉のような臓器」だと申し上げましたが、重度の肝硬変になると、まるで生命力の泉がどんどん枯れていくかのように、元気や活力が失われていきます。

肝臓は何百もの「生きていくために欠かせない重要機能」を請け負う工場の集合体であり、肝硬変はその工場のひとつひとつが機能不全に陥って役目を果たさなくなったような状態だと言えるでしょう。だから、日々を生きる元気や活力が失われていってしまうのもある意味当然なのです。

たとえば、「解毒代謝」を請け負っていた工場が機能しなくなれば、有害物質を代謝することができなくなり、いくら寝ても強い疲労感が取れなくなります。疲労の原因は、有害物質の蓄積だけでなく、体に必要な栄養素をエネルギーに代謝できなくなるせいでもありますが、肝硬変で肝機能が低下すると、いたたまれないほどに**疲労困憊《こんぱい》した状態が24時間続く**ようになってしまうのです。

それに、肝臓は血管内に水を留めておくのに欠かせないアルブミンというたんぱく質をつくっているのですが、それをつくる工場が機能不全に陥れば、血管からしみ出た水が体のあちこちにたまりだし、足がゾウのようにむくんだり、腹水がたまってカエルのようにおなかがふくれてしまったりするようになります。胸水といって**胸に水がたまってくると、呼吸をすることさえ困難になってしまう**ことも少なくありません。

また、肝臓は免疫力の維持にも重要な働きをしているので、それに関わる工場の機能がダウンしてしまうと、ごく些細なことで細菌やウイルスに感染するようになります。多いのは、皮膚がカサカサに乾いて、かゆくて引っかいたところから細菌が侵入してしまうというパターン。**健康な人ならなんともないような細菌がもとで亡くなってしまう**ケースもめずらしくありません。

さらに、もうひとつつけ加えておくと、F3、F4の肝硬変になると、肝臓がんになるリスクも大きく高まります。肝硬変では肝細胞の破壊と再生が繰り返されているため、細胞のターンオーバーが激しく、ミスコピーが起きやすくなります。それで、がん細胞が生じやすくなるのです。

ちなみに、ちょっと前までは肝臓がんというとC型肝炎やB型肝炎の罹患者が肝硬変を悪化させた後に発がんするケースが多かったのですが、近年は肝炎ウイルスと関係なく発がんするケースが増えています。

自覚症状がないまま脂肪肝炎から肝硬変に進行してしまい、黄疸やむくみの症状が出てきた時点で病院で検査をしたら、**肝硬変だけでなく肝臓がんまで見つかった**という事例も少なくありません。

とにかく、重度や末期の肝硬変になると、無症状の時代とは打って変わって、こういったたいへんな症状が大挙して押し寄せてくるのです。

私は常々「重度の肝硬変ほどつらくて苦しい病気はない」と考えています。もっとも、それは激しい痛みに襲われる苦しみではありません。むしろ逆で、真綿で首を締められるように、日々じわじわと追い詰められていく苦しみなのです。

よく患者さん方は、その苦しみを「**身の置きどころのないつらさ**」「**逃れることのできないつらさ**」と表現されます。すなわち、非常に苦しい状態が生きている限りずっとつきまとって離れてくれず、次第に息をして生きていること自体がつらくなってしまうのです。そうなると、多くの人は生きる理由や生きる希望を見失って、目に光がなくなっていきます。実際、私は患者さんから「**もう人間やめたい**」「**もういいから死なせてほしい**」と言われたことが何度もあります。

みなさんは絶対にこういう状態に陥りたくはないですよね。

だから、肝臓という「生命力の源泉」をここまでカラカラに干からびさせてしまってはいけないのです。わたしたちは、日々を生きるエネルギーをここまで枯渇させないうちに、肝臓のトラブルに注意の目を向けるようにしなくてはなりません。すなわち、脂肪肝や脂肪肝炎のうちに治して肝硬変の芽をしっかりと摘んでおいて、生命の泉を守り、日々を元気に生きるエネルギーを守っていかなくてはならないわけです。

脂肪肝こそがすべての病気の始まりになる

ここまで「脂肪肝→脂肪肝炎→肝硬変」という悪化のプロセスをおおまかにたどってきました。みなさん、私が「脂肪肝」を「死亡肝」と呼ぶくらいに危険視する理由がだんだん飲み込めてきたのではないでしょうか。

ただ、じつは、脂肪肝がわたしたちにもたらす健康面のリスクは到底これだけでは済まないのです。

それというのも、脂肪肝が糖尿病をはじめとした**さまざまな病気の「発火点」となる**からら。要するに、脂肪肝になると、それをきっかけとしていままで抱えていた体の問題が悪化したり、新たな問題が持ち上がったりするようになり、数多くの疾患やトラブルに悩まされるリスクがどっと高まるんですね。

ちょっとここで、発症や病状悪化に**脂肪肝が関係しているとされる疾患やトラブル**をざっと挙げてみましょう。

2型糖尿病（糖尿病性腎症、糖尿病性神経障害、糖尿病性網膜症）、高血圧、狭心症、心筋梗塞、心不全、脳血管障害、慢性腎臓病、睡眠時無呼吸症候群、痛風、胆石症、認知症、脂肪肝炎、肝硬変、肝細胞がん、大腸がん、膵臓がん、乳がん、胃がん……

いかがでしょう。メタボ系の疾患を中心に、日頃みなさんが気にされている病気のほとんどが入っているのではないでしょうか。

まさに「**脂肪肝は万病のもと**」。私はもう「脂肪肝こそがすべての病気の始まりになる」と言い切ってしまってもいいくらいだと思っています。

みなさんは「ドミノ倒し」をご存じですよね。最初の1枚を倒すと次々にドミノが倒れていき、やがて勢いがついて大きなドミノも倒れるようになっていく……。病気もこれと同じで、最初、肥満や高血圧、高血糖などから始まって、ドミノが倒れるように大きな病気へと連鎖していくものなのです。

● メタボリックドミノとは?

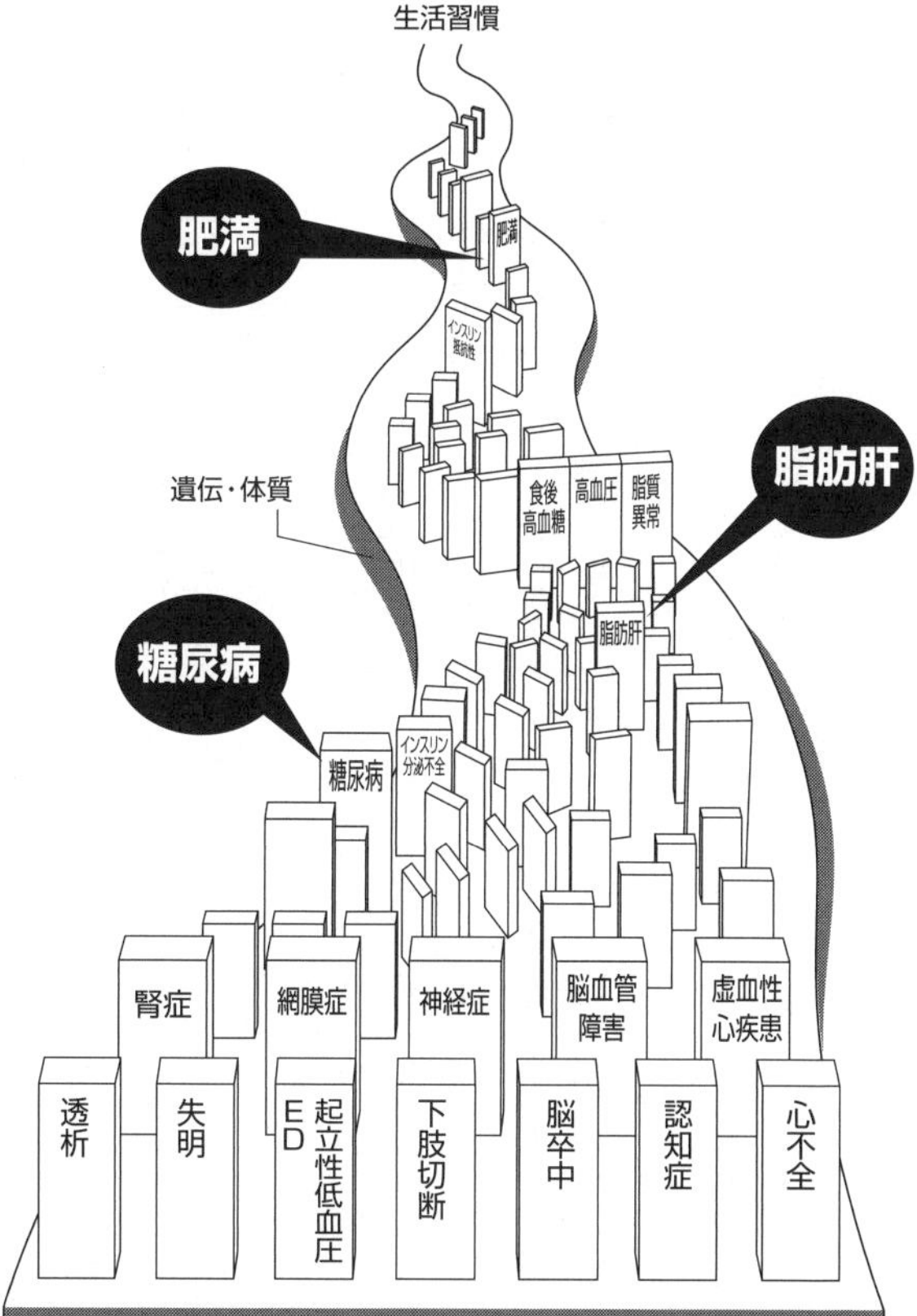

出典：伊藤裕 日本臨床, 61(10), 1837-1843, 2003をもとに一部改変。

これは「**メタボリックドミノ**」といって、2003年に慶應義塾大学医学部の伊藤裕《ひろし》教授が提唱した臨床概念です。このメタボリックドミノにおいて、**脂肪肝はかなりの上流に位置しています**。つまり、上流の脂肪肝を発端として、下流へ行くに従って次から次へといろんな病気やトラブルに見舞われていき、いずれ命に関わるような重大な病気につながっていくということになるわけです。

なお、脂肪肝はいくつかのがんの発生リスクを高めることも研究で判明しています。肝臓がんについては先にも述べましたが、それ以外のがん、とくに**大腸がんや乳がん**では脂肪肝があると発生頻度が高まることが分かっているのです。

ちなみに、がんの発生については、最近、慢性炎症が大きく影響しているのではないかという説が注目を集めています。先ほど、脂肪肝があると免疫細胞のマクロファージが暴走して炎症を引き起こすことについて述べましたが、同じような機序の炎症刺激が、がん発生に影響しているのではないかと目されるようになってきているのです。今後研究が進めば、脂肪肝のような**異所性脂肪と炎症やがんとのつながり**が、もっと明らかにされるようになるかもしれません。

放置していると糖尿病発症リスクが2〜5倍高まる

私は常日頃から「脂肪肝こそ万病のもと」という考え方を一般の方々にもっともっと広めたいと考えています。

脂肪肝患者の場合、2型糖尿病発症リスクは2〜5倍、心不全発症リスクは1・5倍、慢性腎臓病発症リスクは1・45倍……講演に呼ばれたときなども、こういったデータを紹介しつつ、「脂肪肝が多くの疾患を招き寄せてしまう怖ろしい病気」だということを強調するようにしています。

なぜなら、こうした**「コトの重大性」を理解している人がまだまだ少ない**と感じているからです。ここ10年、メタボリック症候群のリスクが一般に浸透するとともに皮下脂肪や内臓脂肪の蓄積を気にする人はだいぶ増えましたが、それと同レベルで肝臓への脂肪蓄積を気にしている人はまだほとんどいないと言ってもいいのではないでしょうか。

でも、本当は皮下脂肪や内臓脂肪よりも肝臓の脂肪のほうが、メタボや生活習慣病の元凶となるヤバイ存在なのです。

次ページのグラフを見てください。これは順天堂大学医学部の研究グループが、肥満のない被験者を「①内臓脂肪だけあり」「②脂肪肝だけあり」「③両方あり」「④両方なし」

● 脂肪肝は内臓脂肪よりも危険

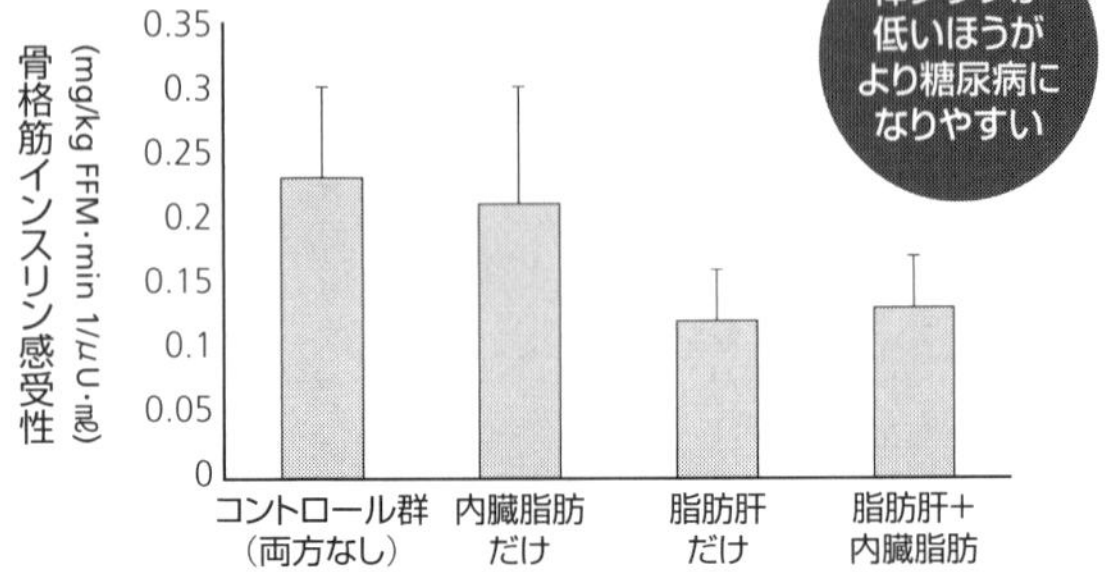

BMIが正常範囲内の男性87名を4群に分けてインスリン感受性を測定。「内臓脂肪だけ」の群よりも「脂肪肝だけ」の群や「脂肪肝＋内臓脂肪（両方あり）」の群のほうが糖尿病リスクが高くなることが分かった。

出典：Kadowaki S, Tamura Y, Someya Y, et al. Fatty liver has stronger association with insulin resistance than visceral fat accumulation in non-obese Japanese men. *J Endocr Soc*. 2019 May 20; 3(7):1409-1416.

の4群に分けてインスリン感受性を調べた結果です。**棒グラフが低いほど、インスリン感受性が低く糖尿病になりやすい**ということを示しています。

これで見ると、「内臓脂肪だけ」の群よりも、「脂肪肝だけ」の群や「両方あり」の群のほうが糖尿病発症リスクが高いということが明らかですね。

つまり、**糖尿病を発症するかどうかの決定的カギになるのは、「内臓脂肪の有無」ではなく、「脂肪肝の有無」**なのです。

実際、脂肪肝の患者が2型糖尿病を発症するリスクは、一般集団と比較して2〜5倍程度高いことが示されていて、とりわけ、脂肪肝炎に進行した場合はより糖尿病に移行しやすくなることが分かっています。現に、糖尿病を発症した患者さんの5割から8割が脂肪肝を合併していると報告されています。

さらに、脂肪肝によって糖尿病を発症させてしまったら、その後多くの病気に見舞われやすくなるのは目に見えています。糖尿病は動脈硬化の進行を早めて心筋梗塞や脳卒中のリスクを高めることにもつながりますし、糖尿病を悪化させてしまうと、糖尿病性神経障害、糖尿病性網膜症、糖尿病性腎症といった合併症を起こすリスクも高まります。みなさんご存じかもしれませんが、こうした糖尿病の合併症をこじらせた先には、**壊疽《えそ》、失明、透析といった重大リスク**も待ち受けています。

ですから、わたしたちはもっともっと脂肪肝に対して危機意識を持ったほうがいい。自分の肝臓に脂肪がたまっていることに気づいた段階で、これから自分に向かって来るであろう〝多くの病気の足音〟を感じ取る必要があるのです。

逆に言えば、脂肪肝に気づいた段階でしっかり肝臓を治してしまえば、動脈硬化や糖尿病の発病の芽を未然に摘み取って、メタボリックドミノの負の連鎖をかなり上流で食い止めることができるわけです。これを実行すれば、それだけで今後の長い人生で**厄介な病気にかかるリスクをかなり減らすことができる**でしょう。

すなわち、健康診断などで脂肪肝が発覚したときに、ほったらかしにしたままみすみす多くの病気を招いてしまうか、それともいまのうちにちゃんと治療して病気のリスクを消しておくか――。「肝臓にたまった脂肪」にどう対処するかによって、後々の人生の状況が大きく変わると言っていいのです。

繰り返しますが、脂肪肝は万病のもとであり、**内臓脂肪よりもはるかに大きい健康被害をもたらす怖い存在**です。

ぜひみなさんも、〝頭の中の健康常識ノート〟に「脂肪肝＝放っておいてはいけない怖い病気」という1行を、太くて大きい文字でしっかり上書きするようにしてください。

脂肪肝と糖尿病は切っても切れない「悪友コンビ」

なお、ここで脂肪肝と糖尿病（2型）の関係性について言及しておきましょう。

私がよく患者さんに話すたとえを用いれば、脂肪肝と糖尿病は切っても切れない縁で結ばれた「悪友コンビ」のような関係です。脂肪肝があれば糖尿病が悪化しますし、糖尿病があれば脂肪肝も悪化します。

この両者のくされ縁とも言える仲をとりもっているのが、**インスリン**です。

ちょっとお聞きしますが、みなさんはインスリンをどういう働きをする物質と認識していらっしゃるでしょうか。

「それくらい知ってるよ。**高い血糖値を下げてくれる大事なホルモン**でしょう」――たぶん、ほとんどのみなさんはそう答えますよね。

もちろん、それも正解です。食事を摂ると血液中にブドウ糖が増えて血糖値が上がるのですが、インスリンはそうした血液中のブドウ糖を体中の細胞へと送り届けています。それによって血糖値が下がるわけですね。

ただ、インスリンには、もうひとつ重要な働きがあります。一般の方々には意外に知られていないのですが、インスリンには、**体内の余ったブドウ糖を中性脂肪に変える**という働きがあるのです。

私は、インスリンの本来の役割は、血糖値を下げることよりも、むしろブドウ糖を脂肪エネルギーに変えて蓄えることのほうにあると見ています。わたしたち人間の祖先は気が遠くなるような長い年月を飢餓と闘い続けてきたわけですが、結局、インスリンも飢餓に備えるための貯蔵システムのひとつで、血液内に少しでもブドウ糖が余るような状態になれば、すかさずそれを脂肪というかたちに変えて「いざというときのためのストックエネルギー」に回そうとするのです。

これはつまり、食事によって高血糖になり**インスリンの分泌が多くなると、脂肪がたまりやすくなる**ということ。インスリンは「脂肪化ホルモン」「肥満ホルモン」という呼ばれ方をされることも多いのですが、その名の通り、インスリンが出れば出るほど脂肪が蓄えられていくことになります。

すなわち、日々頻繁に高血糖になってインスリン分泌の多い状態を続けていると、余った糖がどんどん脂肪に変えられて体の各所に蓄えられていくようになる。そして、皮下脂肪や内臓脂肪が満杯になると、行き場のない脂肪が矛先を肝臓へ向け、結果、脂肪肝がじわじわと進んでいってしまうようになるわけです。

さらに、こうした「体内に脂肪がどんどん蓄積していく流れ」に拍車をかけるのが「**インスリン抵抗性**」です。たぶん、みなさんの中にもこの言葉を聞いたことがある方が多いのではないでしょうか。

インスリン抵抗性は、高血糖状態が続いて細胞がブドウ糖でパンパンになり、**たくさんインスリンを出しても血糖が下がらなくなる病態**のこと。要するに、あまりに糖が過剰なせいで、インスリンが効かなくなってくるんですね。

これは旅行先からの帰り際、あふれるような量の荷物をトランクに押し込む状況を思い浮かべると分かりやすいかもしれません。旅行トランクは「細胞」、あふれ出る荷物は「ブドウ糖」、その荷物を何とかトランクに押し込もうとする力が「インスリン」です。すでにパンパン状態のトランク（細胞）に新たな荷物（ブドウ糖）を入れるには、より大きな力（インスリン）が必要になります。「これでもか、これでもか」と大量のインスリンを分泌して無理やりにでも押し込もうとするようになるでしょう。

つまり、このように「効きもしないインスリンが大量に分泌される状況」が続くと、その**インスリンの働きで大量の脂肪が生じる**ようになり、脂肪肝がどんどん加速していってしまうわけです。

それだけではありません。このインスリン抵抗性による脂肪化のサイクルが繰り返されると、体内に血糖があふれてどんどん脂肪がたまっていく流れを止められなくなり、やがて高血糖が全身の血管に負担をかけるようになって、**てきめんに糖尿病が進んでいってしまう**ことになります。

このように、脂肪肝も糖尿病も、高血糖やインスリン過剰分泌という「悪い環境」から育ってしまった病気のようなもの。言わば、体の環境が悪かったせいでグレてやんちゃに育ってしまった不良の悪ガキたちのようなものなのです。この悪友コンビはこのまま放っておけば、だんだん手がつけられなくなり、いずれ**体のあちこちでさんざん悪さを働くようになってしまう**でしょう。

だから、わたしたちはふたりが取り返しのつかない悪さを働き出す前に、ちゃんとストップをかけてあげなくてはなりません。**高血糖もインスリン過剰分泌も、もともとは自分自身でまいた種**のようなものなのですから、過去を反省し、食事をはじめとした生活習慣を改善して、脂肪肝や糖尿病を生み出さないような環境へと体をリセットしていかなくてはならないのです。

「早戻しボタン」のスイッチを入れよう

では、脂肪肝や糖尿病にストップをかけるにはどうすればいいのか。

それには「早戻しボタン」のスイッチを入れることです。録画レコーダーのリモコンやスマホの動画アプリには、動画を早戻しする機能がついていますよね。あの機能を使うみたいに、自分の体の状況を元に戻していくのです。

どういうことかというと、まずは肝臓に脂肪がたくさんたまってしまったのがいけないわけですから、**体重を減らして肝臓から脂肪を追い出していく**。また、ろくに効かないインスリンが大量に出ているのがいけないわけですから、少量でもちゃんと効くように**インスリンの出方をコントロールしていく**。さらに、インスリンを過剰に分泌させるのはそもそも高血糖状態が続くのがいけないわけですから、**高血糖にならないような食事を習慣づけてインスリンの過剰分泌を抑えていく**——。

そういうふうに、日々の生活を改善することで体を「もともとあるべき姿」へと戻していくわけです。

いったい、人間の体でそんな「早戻し」をすることが可能なのかと思う方も多いかもしれませんが、**じつは十分に可能**なのです。

そのカギになるのはダイエットです。私たちが構築した脂肪肝改善プログラムの「スマート・メソッド」を実践すれば、肝臓にたまった脂肪を追い出して、数か月で着実に体重を減らしていくことができます。

くわしくは後の章で述べますが、このメソッドによって7％の減量をすれば脂肪肝や脂肪肝炎を撃退することができ、さらに10％の減量をすれば糖尿病をも解消することが可能となります。実際に、スマート外来にいらっしゃる患者さんは、ほとんどの方がすっきりと減量して脂肪肝や糖尿病に別れを告げることに成功されています。すなわち、みなさん自分の体を「早戻し」させて、**「病気罹患リスクの少ない健康体」を取り戻す**ことに成功されているわけですね。

ですから、みなさんもスマート・メソッドにチャレンジして、脂肪肝や糖尿病にストップをかけ、「もともとあるべき健康な体」を取り戻すようにしてください。別にそう難しいことではありません。後ほど紹介するいくつかのルールを守っていただければ、**自力で脂肪肝を撃退していくことが十分に可能**です。

先にも述べたように、肝臓はたいへん再生回復力に優れた臓器ですから、ちゃんと正しい方向へナビゲートすれば、目を見張る勢いで復活を遂げ、元通り健全に働くようになっていきます。まさに、「驚異的スピードで〝早戻し〟ができる臓器」だと言っていいでしょう。

さて――

この世でもっとも効率よく脂肪肝になる方法とは

この章ではここまで、脂肪肝という病気がいかに厄介な事態を引き起こすかという点を中心に述べてきました。

いかがでしょう。みなさんも、「早死にしないように、早く脂肪肝を何とかしなきゃ」「怖ろしい病気のリスクを減らすため、自分も脂肪肝を治さなきゃ」という心境になってきたのではないでしょうか。

では、そこでひとつ、みなさんに質問をしましょう。

みなさんは、「この世でもっとも効率よく脂肪肝になる方法」「これをやっていれば誰でもすぐに脂肪肝になるという方法」は何だと思いますか？

じつは、それこそが「**甘い飲み物を飲むこと**」なのです。

甘い飲み物はものすごいスピードで血糖値を上げ、たちまち高血糖状態をつくり上げて大量のインスリンを分泌させます。その過剰なインスリン分泌が脂肪蓄積を促し、どんどん脂肪肝を加速させてしまうのです。しかも、甘い飲み物にしばしば含まれている「果糖」はブドウ糖のはるかに上をいく勢いで脂肪肝を悪化させてしまうだけでなく、肝細胞に直接ダメージをもたらすことが分かっています。

とにかく、甘い飲み物は、わたしたちの肝臓の健康にマイナスの害しかもたらさず、あえて強い言い方をするならば、**肝臓にとって「毒」も同然**の存在なのです。その「毒」を日々野放図に摂り続けていたとしたら、肝細胞はたちまち脂肪まみれになり、いずれ炎症を引き起こして「死」に至ります。決して大げさではなく「甘い飲み物が肝臓を殺す」と言ってもいいでしょう。

逆に言えば、甘い飲み物をやめることが、肝臓を復活させる「早戻し再生」の第一歩になります。実際、スマート外来では「甘い飲み物は一切やめる」「飲み物は水・お茶・ブラックコーヒーに限る」というのを第1のルールとしているのですが、「**これを実行しただけでやせた**」「**これだけで肝機能の数値が改善した**」という患者さん方がたくさんいらっしゃいます。

みなさんの中には、日々無意識に、あるいは「健康によかれ」と思って、スポーツドリンク、果物ジュース、野菜ジュース、乳酸菌飲料などを飲んでいる人も少なくないでしょう。

こうした習慣が肝臓にどんなに大きなダメージをもたらしているかについては、次章でじっくり解説していくことにします。たぶん、これを読んだら、「**もう、甘い飲み物なんて怖くて飲めない**」という方も増えるかもしれません。しかし、脂肪肝をはじめとした病気やトラブルから肝臓を守っていくということを考えれば、私はそれこそが健康的な正しい姿だと思うのです。

第2章 甘い飲み物が肝臓を殺す

脂肪肝の原因になる食べ物は「脂肪」よりも「糖」

みなさんの中には、自分の健康上の問題が明らかになっている人もいれば、とりあえずいまは健康だけど、これから歳をとることを考えればやっぱり少し体が不安だという人もいるでしょう。

そんな方々が「何かひとつでも健康にいいことを始めよう」というのであれば、私は迷うことなく「甘い飲み物をやめること」をおすすめします。それだけで健康への大きなマイナス要因が減るのは間違いありません。また、これを実行するだけで、日々の体調がグンとよくなるし、健康診断の数値の結果もよくなるでしょう。さらに、もっと長いスパンで考えれば、甘い飲み物をやめたことで、数々の病気を逃れて長く生きられるようになり、健康寿命も延びるかもしれません。

つまり、**甘い飲み物は、それくらいわたしたちの体の健康に大きな影響をもたらしているのです。**その健康への害は、日本のみならず、世界中で大きな問題になりつつあります。

第2章では、こうした甘い飲み物のリスクや問題点をくわしく見ていくことにしましょう。

まず、甘い飲み物の危険性を述べる前に、「糖」と「肝臓」の関係性について整理をしておきます。

脂肪肝を指摘されると、たいていの人は「じゃ、脂肪分の多い食事を控えなきゃ」と考えるものです。「肝臓に脂肪がたまっているんだから、脂肪を摂るのをいまより少なくしなきゃ」と考えるわけですね。医学や栄養学によほどくわしくない限り、誰しもまずそう考えるのが普通でしょう。

でも、違うのです。**脂肪肝の形成につながるのは「脂肪」よりも「糖」**です。日々体内に入る糖質が多いと、それらが「ブドウ糖↓中性脂肪」と変換され、余分な糖がどんどん脂肪に変えられて、最終的に肝臓に蓄積していくのです。

つまり、甘い飲み物をはじめ、ごはん、パン、麺類、お菓子類といった**糖質の多いものを摂り過ぎているのがいけない**ということ。もちろん、揚げ物や肉の脂身などの「脂肪が多いもの」も摂り過ぎるのはよくないのですが、これらが肝臓に与える影響は、「糖質が肝臓に与える影響」に比べればだいぶ小さいのです。

肝臓に入ってくる脂肪（遊離脂肪酸）の由来を多い順に挙げると、もっとも多いのが皮下脂肪や内臓脂肪などの脂肪組織から血中へ溶け出した脂肪で、これが60％を占めます。

次に多いのが、肝臓内で糖から合成された脂肪で、これが25％。食事で摂った脂肪分が入ってくる割合は15％にすぎません。つまり、**「食べた糖」がもたらすインパクトのほうが「食べた脂肪」の約1・7倍大きい**のです。

しかも、食事でエネルギーを摂り過ぎている人の多くは、全摂取エネルギー量を100としたときにごはん、パン、麺類、お菓子などの糖質由来のエネルギーが60〜70％を占めることが分かっています。

ですから、「脂肪肝を解消するために食事で何を減らせばいいのか」と迷ったときに、**真っ先に手をつけるべきは、やはり糖質**なのです。みなさんも、脂肪肝を治してさまざまな病気のリスクを減らしていくには、脂肪よりも糖質をターゲットにして食事をコントロールするべきだということを、ここでしっかり頭にインプットしておいてください。

あなたの肝臓もフォアグラ状態になってはいないか？

「脂肪肝は糖質の過剰摂取によって形成される」ということを示すもっとも分かりやすい例は「フォアグラ」です。みなさんご存じのように、フランスの伝統的料理で、キャビア、トリュフと並ぶ世界3大珍味のひとつですね。

フォアグラは、**人為的に脂肪肝にしたガチョウの肝臓**です。どうやってつくられているのかというと、ガチョウを飼育小屋に入れて、やわらかく蒸して消化をよくしたトウモロコシのエサを1日3回、専用の漏斗で強制的にガチョウの胃に流し込むのです。エサは1回250gから始めて徐々に増やして500gにするのですが、そうするとガチョウの肝臓はわずか1か月で2kgに達するのだといいます。これで、脂肪でパンパンにふくらんだ肝臓=フォアグラの出来上がりです。

みなさんお気づきと思いますが、ここで重要なのは、ガチョウがトウモロコシだけをエサにしている点です。トウモロコシの粒はほとんど糖質で占められています。すなわち、**ガチョウは糖質の大量投与で脂肪肝にさせられた**のです。

トウモロコシのでんぷんは、小腸でブドウ糖に分解されて血液中に入り、そのブドウ糖はインスリンの働きによって全身の細胞に取り込まれ、筋肉や各臓器のエネルギーとして使われます。また、余分なブドウ糖はグリコーゲンに変換されて、エネルギー不足になったときのための備えとして筋肉や肝臓にストックされます。もっとも、筋肉や肝臓のグリコーゲンはあくまで「その場しのぎ用」であり、それほど大量にはためられません。

また、ガチョウの場合、ケージに入れられたまま**ろくに筋肉も動かさず、ほとんどエネ**

ルギーを消費しないような環境で飼われています。エネルギー消費が少ないということは細胞でブドウ糖がろくに使われないということ。当然、血液中にブドウ糖が余ってしまいますし、余分なエネルギーをグリコーゲンにして入れておく「筋肉や肝臓の一時保管場所」もすぐに満杯になってしまいます。

するとどうなるかというと、体内に余りに余ったブドウ糖エネルギーが肝臓に居場所を求め、そこで中性脂肪に変換されてどんどん蓄積することになる。結果、日々脂肪がたまって肝臓がはちきれんばかりに肥大していくというわけです。

つまり、わたしたち**人間にもガチョウと同じことが起こっているようなもの**なのです。

とりわけ、日々の糖質摂取量がかなり多いにもかかわらず、日々ろくに体を動かさず消費エネルギーが少ない人は、「自分の肝臓もいずれフォアグラ状態になる」というくらいの危機感を抱いたほうがいいかもしれません。

そして、ごはん、パン、麺類、スナック菓子などさまざまな糖質があるなかでも、いちばん警戒をするべきなのが甘い飲み物なのです。もし、人間の肝臓を最短でフォアグラ化させるなら、いちばん確実で効率的な方法は、間違いなく甘い飲み物を毎日ガブ飲みすることでしょう。

だから、炭酸飲料、果物・野菜ジュース、スポーツドリンクなどの甘い飲み物を日々ガブ飲みしている人は、無自覚なまま「肝臓フォアグラ化」へと一直線に突き進んでいるということになりますね。

糖質は精製されるほど肝毒性が強くなる

では、肝臓をこれほどたやすく脂肪化してしまう「糖」とは、そもそもどのような物質なのでしょう。

まず、押さえていただきたいのは、糖にも「種類」がいろいろあるという点です。

89ページの表を見てください。このように、糖は「単糖類」「二糖類」「多糖類」の3つに大別できます。また、単糖類には「ブドウ糖」と「果糖」があり、二糖類には「砂糖（ショ糖）」と「果糖ブドウ糖液糖（異性化糖）」があります。細かく分ければ他にも多くの種類があるのですが、いちいち紹介していると話が混み入ってしまうので、ここは「**ブドウ糖**」「**果糖**」「**砂糖（ショ糖）**」「**果糖ブドウ糖液糖（異性化糖）**」の4つを中心に話を進めていくことにしましょう。

なお、「糖」を語るうえで、前もってみなさんに知っておいてほしいのは、**「糖質は精製されるほど肝毒性が強くなる」**ということです。

たとえば、穀物であれば、そのままに近い状態で食べたほうが毒性が弱く、精製されて胚芽や食物繊維が削ぎ落とされると毒性が強くなっていきます。わたしたちの主食である米や小麦も、茶色い色をした玄米や全粒小麦のほうが毒性が低く、白く精製された白米や小麦粉になると吸収が早くなり毒性も高まることになるのです。

そして、わたしたちにとって**いちばん身近な精製糖質が「砂糖（ショ糖）」**です。砂糖は、サトウキビやテンサイを原料として、不純物を徹底的に取り除いて真っ白に精製された糖質。この砂糖という糖質とどのようにつき合っていくかの姿勢は、肝臓の健康を少なからず左右すると言っていいでしょう。

砂糖は「ブドウ糖」と「果糖」でできている

一般にはあまり知られていないのですが、砂糖は**ブドウ糖（グルコース）と果糖（フルクトース）が1対1**で結びついてできています。

ブドウ糖についてはこれまで何度も説明してきました。いま一度確認しておくと全身の

●糖にはさまざまな種類がある

単糖類	ブドウ糖（グルコース）	穀物やフルーツなどに多く含まれ、自然界にもっとも多く存在する単糖類。
単糖類	果糖（フルクトース）	フルーツに多く含まれている。糖類の中でもっとも甘みが強く、砂糖の約1.5倍甘い。
二糖類	砂糖（ショ糖）	ブドウ糖と果糖が1:1で結合してできた糖。
二糖類	果糖ブドウ糖液糖（異性化糖）	ブドウ糖と果糖を混ぜた液糖。主にトウモロコシからつくられ、加工食品に多く使われる。
多糖類	でんぷん	植物から光合成でつくられる。ブドウ糖が多数結合している。
多糖類	グリコーゲン	多数のブドウ糖が結合した多糖類で、動物の肝臓や筋肉に蓄えられている。

〈果糖の割合〉

砂糖（ショ糖）		果糖ブドウ糖液糖
ブドウ糖（50%） ＋ **果糖（50%）**	＜	ブドウ糖（10〜50%） ＋ **果糖（50%以上90%未満）**

すべての細胞のエネルギー源となる糖であり、摂取すると血糖が上昇し、インスリン分泌が促されます。エネルギーとして使われずに余ったブドウ糖が肝臓に運ばれて中性脂肪に変換されるのも先述した通りです。

ちなみに、ブドウ糖という名称は、ブドウ糖が発見時にレーズンから抽出されたことに由来していて、ブドウ、プルーン、バナナ、リンゴなどに多く含まれます。もちろんフルーツだけに含まれているわけではなく、ごはん、パンなどの穀物やじゃがいも、さつまいもなどのイモ類にも多く含まれています。

一方、果糖は糖類の中でもっとも甘みが強く、その名の通り、フルーツに多く含まれています。ただし、**「果糖＝フルーツ」だとは限りません**。果糖ブドウ糖液糖にはトウモロコシから抽出した果糖エキスが使用されていて、いまのわたしたちの食生活で体内に入ってくる果糖は、「フルーツ由来の果糖」よりも、「トウモロコシ由来の果糖ブドウ糖液糖」のほうが断然多いという状況になっています。

なお、果糖は、ブドウ糖のように全身の細胞のエネルギーにはなりません。血糖値も上げませんし、インスリン分泌も促しません。じつは、**果糖は肝臓だけでしかエネルギーにならない糖**なのです。そしてこれは、果糖を摂り過ぎていると、より肝臓に負担がかかるということを示しています。果糖もブドウ糖と同様に肝臓で中性脂肪に変換されるのですが、**果糖はブドウ糖以上に肝臓を急激に脂肪化させ、肝細胞にも直接ダメージを与えて障害をもたらす**ことが分かっているのです。こうした「果糖の怖ろしさ」については、後ほどくわしく述べることにしたいと思います。

ともあれ、ここでは、砂糖が「ブドウ糖」と「果糖」という性質の異なる糖がつながってできているということを、頭に入れておいてください。

「甘いもの依存」は世界中を悩ます大問題

「砂糖」について、もう少し続けましょう。

歴史を振り返ると、「砂糖が体に悪い」ということは、すでに1950年代くらいから学者によって指摘されていました。ところが、1970年代後半、アメリカにおいて「脂質こそが悪者である」というヒステリックなほどの論調が高まり、中性脂肪やコレステロールの多い食事がやり玉に挙げられるようになりました。そして、その陰で砂糖の摂り過ぎを懸念する声は徐々に小さくなってしまったのです。

ところが、脂質摂取量を減らし、砂糖などの糖質摂取量が増えた結果、アメリカはますます肥満大国になり、心筋梗塞や糖尿病になる人の数がとんでもなく増える事態となってしまいました。こうした失敗から、アメリカは「砂糖こそが悪者だった」「**減らすべきは脂質ではなく糖質だった**」ということに改めて気づき、２０１０年代を迎えるあたりから砂糖の摂り過ぎに警鐘を鳴らし始めるようになったのです。

いまは「砂糖の摂り過ぎが体に害を及ぼす」という考え方は、世界の医学・栄養学の常識となっています。ただ、その一方で、**世界中で非常に多くの人々が「甘いもの依存」「甘い飲み物依存」の習慣から抜け出せないでいる**という状況が続いています。脂肪肝や糖尿病の増加は、先進欧米諸国はもちろん、中国、東南アジア、インド、中南米の国々などでも大きな問題となっているのです。

もちろん、日本も例外ではありません。コンビニやスーパーには数えきれないほどの甘い飲み物やスイーツ、スナック菓子が並んでいます。たぶん、「砂糖を大量に摂っている」という意識もあまりないまま、そういう食べ物を口にしている人も少なくないはずです。

私はよく、患者さんに対して「この５００㎖のスポーツドリンクにどれくらいの量の砂糖が入っているかを知っていますか?」という質問を投げます。困り顔をしている患者さんに、「なんと、スティックシュガー10本分なんですよ」と話すと、たいていの方は〝信じられない〟という表情で驚かれます。

なかには、夏、熱中症になるのを防ごうと**1日3本のスポーツドリンク（1本500㎖）を飲むのを習慣にしていた**患者さんもいて、「スティックシュガーを1日30本分も摂っていたら体がおかしくなるのも当たり前ですね」と妙に納得されていました。

でも、この患者さんの行ないを「笑えない」という方も多いはずです。

おそらく、「自分はわりとまともな食生活をしている」という自信がある人でも、日々無自覚に摂取している砂糖のトータルは「空怖ろしくなるくらいの量」に達しているのではないでしょうか。それくらい「精製された砂糖」は、いつの間にかわたしたちの食生活に忍び込み、わたしたちの肝臓を蝕《むしば》んでしまっているものなのです。

果糖は健康に害を及ぼす「悪玉糖」

さて、ここからは「果糖の怖ろしさ」について述べましょう。

みなさんの中には、「果糖」に対して「体にいい糖」のようなイメージを持っている人も多いのではないでしょうか。おそらく、フルーツにフレッシュで健康的なイメージがあるため、「フルーツに多い糖＝果糖」は、わりと健康にいいものなんじゃないかと思うのかもしれません。

しかし、その〝健康的イメージ〟は、もうこの場できっぱりと捨て去ってしまうほうがいいでしょう。そして逆に、**「果糖こそは健康に害を及ぼす『悪玉糖』である」**と、認識を改めることをおすすめします。

ただ、先にちょっと「おことわり」を入れておくと、果糖が悪玉糖であるとはいえ、オレンジ、バナナ、リンゴなどのフルーツをそのまま皮をむいて食べたりする分には、そう大きな問題はないのです。むしろ、そういうかたちでデザートに少量のフルーツを食べるのであれば健康にいいとさえ言えるかもしれません。

ところが、こうしたフルーツから繊維を取り去って**ゼリーや液体にしてしまうと、とたんに肝臓に直接大ダメージをもたらす怖ろしいヤツに変身してしまう**のです。固形がゼリーや液体に変わるとなぜこれほどまで果糖の怖さが増すのかについては、もう少し後でくわしく説明したいと思います。

それと、先ほども述べたように、果糖は別にフルーツだけに入っているわけではありません。甘い飲み物や加工食品などに甘味成分として加えられている果糖ブドウ糖液糖は、「果糖」という名を冠してはいるものの、フルーツとはまったくもって無関係であり、主にトウモロコシを原料にして果糖成分だけを抽出してつくられた「**人工の精製液体シロップ**」です。

ここで「悪玉」扱いをしている「果糖」も、どちらかというと、「トウモロコシからつくられた果糖の多い精製液体シロップ」のほうをメインの対象にしていると思っていただいてけっこうです。とりわけ、甘い飲み物に大量に含まれた「**果糖の多い精製液体シロップ：果糖ブドウ糖液糖」は、肝臓にとって〝毒〟**に等しいと見なすくらいのほうがいいと私は考えています。

とにかく、「果糖だから安心」なんていうスタンスで果糖がたくさん入った飲み物を常飲していたら、いずれ手痛いしっぺ返しを食らうのは目に見えています。「悪玉糖」によるダメージが着実に蓄積し、脂肪肝や糖尿病に陥って大きな後悔をするハメになると思っておいたほうがいいでしょう。

肝臓の脂肪蓄積を促進させる果糖の特徴

それにしても、なぜ、果糖ばかりがこんなにも肝臓によくないと言われるのでしょうか。

その最大の理由は、果糖に「肝臓でしかエネルギーとして利用されない」という（他の糖にはない）特徴があるからです。

先にもちょっと触れましたが、ブドウ糖と果糖のいちばん大きな違いは、この点にあります。

ブドウ糖の場合、血液を通して全身の細胞を回ってエネルギーとして利用され、そのうえで余ったブドウ糖が肝臓内で代謝されることになります。言わば、ゆっくりと全身を周遊してきた中の「行き先が決まらず、エネルギーとして使われなかった〝あぶれ者たち〟」が肝臓へ行って厄介をかけることになるわけです。そのため、**肝臓で代謝されるブドウ糖は、血中ブドウ糖全体のうちの２割**ほどにすぎません。

ところが、果糖の場合、体内に入ってきた果糖のほとんど全員が一気に肝臓に押し寄せることになるのです。要するに、腸に到着したらすぐ「肝臓に直行するコース」がスタンダードになっていて、量的にも速さ的にもブドウ糖よりもはるかに大きい負担を肝臓に与えることになるわけですね。

しかも、**果糖は、ブドウ糖よりも肝臓内の脂肪蓄積を進行させやすく、脂肪化する量も多ければ、脂肪化するスピードも速い**のです。

このように、「肝臓でしかエネルギーとして利用されない」という特徴があるために、果糖は、「量」と「スピード」の両面において、他の糖とは比べ物にならないほどの負担を肝臓にかけることになるわけです。

肝臓にしてみれば、「直行ルート」を通して、毎日のようにとんでもない量の仕事が次から次に押し寄せてくるようなものでしょう。そういうオーバーワークが延々と続けば、あまりの負担に疲れ果ててしまうのも当然ではないでしょうか。

果糖ドリンクの肝臓攻撃力はまるで「誘導ミサイル」

ここでちょっと、肝臓内で果糖が代謝される機序を説明しておきましょう。

腸への到着後、「肝臓直行ルート」を通って肝臓に入ってきた果糖は、まず肝細胞の燃焼器官であるミトコンドリアで処理されることになります。ミトコンドリアは細胞内のエネルギー生成器官。**通常、果糖はミトコンドリアにおいて肝細胞のエネルギー源として利用される**のですが、その処理能力には限界があります。

つまり、ミトコンドリアのキャパをオーバーした大量の果糖が入ってきてしまうと、肝細胞内で未処理の果糖がたくさんあふれることになる。そして、それらの果糖がどんどん中性脂肪へと変換されて、細胞内にたまっていくのです。

それに、果糖の脂肪化はインスリンを必要としません。ブドウ糖の場合はインスリンの出方次第で脂肪化の進み具合に影響が出るのですが、果糖の場合はインスリンの手間をかけることなくスピーディーに脂肪生成が進むことになります。

このため、普段から過剰に果糖を摂っていると、〝**超高速で**〟〝**容赦なく**〟〝**大量の**〟脂肪がつくられていき、結果、そう時間をかけることなく、肝細胞が脂肪でパンパンにふくらんでしまうような状況になるわけです。

さらに、**果糖の過剰摂取は、肝細胞を破壊する**ことにもつながっていきます。それというのも、果糖が過剰に入ってくると、果糖の処理を一手に引き受けているミトコンドリアの機能に障害が発生してしまうのです。

つまりこれは、過剰な果糖が肝細胞のミトコンドリアを直接攻撃するようなもの。この攻撃を受けるとミトコンドリアが弱って、細胞のエネルギー源であるATPをうまくつくれなくなってしまいます。

すると、エネルギー不足になった肝細胞が大混乱に陥り、ミトコンドリアの脂質異常が発生したり、細胞障害性のある活性酸素が増産されたりと、しっちゃかめっちゃかの状態になってしまいます。そして、こういった混乱状態が続くことで肝細胞が次々に破壊されていってしまうわけです。

要するに、**果糖は、ブドウ糖よりも肝臓に量的な負担をかけるし、脂肪肝を進ませるのも速いし、何よりダイレクトにミトコンドリアを攻撃して肝細胞をてきめんに弱らせてしまう**のだということ。これは、ブドウ糖のもたらすダメージレベルと比較すると、ちょっと想像を絶するようなすさまじい破壊力なんですね。

少々たとえは不謹慎かもしれないのですが、果糖が肝臓を破壊してしまうダメージインパクトは、「誘導ミサイル」をズドンズドンと打ち込んでいるようなものでしょう。とりわけ甘い飲み物などの液体の果糖ミサイルは、発射されたら最短距離・最短時間で誘導されたかのように肝臓に着弾します。当然、肝臓という街は、誘導ミサイル着弾によってめちゃくちゃに破壊されてしまうことになります。

こうした果糖の戦慄の破壊力に比べると、**ブドウ糖の攻撃力はだいぶ規模が落ちます**。あえてたとえるなら、「歩兵」が全身を回りながら何日もかけてゆっくり攻め込んでくるようなものでしょうか。しかも、このブドウ糖という歩兵たちが肝臓に対して脂肪化攻撃をしかけるにはインスリンという〝号令〟も必要になってきます。ダイレクトに打ち込んでくる果糖ミサイル攻撃に比べると、手間や時間をかけて遠回りに攻め込んでくることになるため、肝臓に与えるインパクトも多少ソフトなものになるでしょう。

どうでしょう。みなさん、日々わたしたちが何気なく摂取している果糖が、どんなにとてつもないダメージを肝臓にもたらしているのか、その「怖ろしさ」や「コトの重大さ」が少しずつつかめてきたでしょうか。

糖は液体で摂ると肝臓破壊スピードが加速する！

ここで、わたしたちが肝臓を日々の食生活で守っていくために、絶対に覚えておいたほうがいい重要な話をしましょう。

それは「同じ糖を摂るにしても、**『固形』で摂るのと『液体』で摂るのとでは肝臓へのダメージが非常に大きく違ってくる**」という話です。

冷たい飲み物をゴクゴクッと飲むと、その冷たい液体が体の中をツーッと通っていく感じがありますよね。このことからも分かるように、液体の飲食物はほぼ胃を素通りして、小腸までスピーディーに流れていってしまいます。当然、果糖やブドウ糖がたくさん含まれた甘い飲み物もあっという間に小腸にたどり着いて、そこで血液中に吸収されることになるわけです。

つまり、液体の糖は、固形に比べると**ものすごく吸収スピードが速い**。固形物であれば「胃で消化される」という時間と手間がかかるわけですが、そのプロセスをすべてすっ飛ばしていきなり小腸にやってきてしまう。じつは、この「吸収スピードの差」によって、糖が体へもたらす影響が〝まるで別の物質じゃないか〟というくらいに違ってきてしまうのです。

最初に、ブドウ糖の場合を見ていきましょう。

先にも述べましたが、糖質は精製が進むほど肝毒性が強まり、未精製のほうが肝毒性が弱くなります。穀物であれば、玄米や胚芽米など食物繊維や胚芽が残っているほうが、消化に時間がかかり、小腸でのブドウ糖吸収が遅く、血糖値も上がりにくくなります。そのため、インスリン分泌も少量で抑えられ、ブドウ糖を中性脂肪に変えるインスリンの働きが弱められて、脂肪蓄積を防ぐことになるわけですね。

一方、精製を進めて繊維などの固形物をすべて取り去った「液体」の状態でブドウ糖を摂ると、いったいどうなるでしょう。

これはほとんど知られていませんが、**液体のブドウ糖は小腸で吸収されると、血糖値を**

一気に上昇させることになるのです。

最近は簡易的に血糖値の推移を計測できる「FreeStyle《フリースタイル》 リブレ」（アボット）という測定機器が発売されていて、私はそれを装着しながらさまざまな飲み物を飲んで試してみたのですが、甘い炭酸飲料やスポーツドリンク、乳酸菌飲料などを飲んだ際、〝まさか、こんなに速く、こんなにも大幅に血糖値が上がるのか〞と、びっくりしてしまいました。本当に、飲んで30分後には、80㎎／㎗くらいだった血糖値が２００㎎／㎗以上にまで上がるのです。

このようなスピードで血糖値が上昇すれば、当然、インスリンもたくさん分泌されて、**ブドウ糖を中性脂肪へ変換するインスリンの作用が惜しみなく発揮される**ことになります。だから、ブドウ糖を液体で摂っていると、時間をかけずどんどん脂肪がつくられて肝臓にたまっていくことになるわけです。

先ほど、ブドウ糖を「肝臓に攻め入っていく歩兵」にたとえましたが、この液状のブドウ糖は、歩兵の中でもとりわけ俊敏に任務を遂行する精鋭部隊のようなものでしょう。他の歩兵部隊はゆっくり全身を回ってから乗り込んでくるのに、この精鋭部隊だけは他の部隊の何倍ものスピードで肝臓に到達して、いちはやく脂肪化攻撃を仕かけてくるのです。

つまり、同じブドウ糖を摂るのでも、「固形で摂ったとき」と「甘い飲み物として液体で摂ったとき」とでは、それくらい肝臓に与えるダメージが違ってくるというわけですね。

新知見！ 体内で果糖がブドウ糖に変換される方法とは

次に、果糖です。じつは、果糖の場合も、「固形で摂ったとき」と「甘い飲み物として液体で摂ったとき」とを比べると、体にもたらす影響が〝劇的〟というくらいに違ってくるのです。

いったいどうしてそんなに大きな違いが生まれるのか。それは「果糖を固形で摂ったとき」と「果糖を液体で摂ったとき」とで、**「果糖の入ってくる量」**や**「果糖が吸収される速さ」がまったく違う**からです。

たとえば、ミカンの皮をむいて小房ごと食べたり、リンゴを丸かじりしたりする場合、一度に食べるのはせいぜいリンゴ1個、ミカン2、3個ぐらいで、そうたくさんは食べられませんよね。つまり、**固形状態だと、入ってくる果糖の量がわりと少ない**のです。また、フルーツを固形で食べる場合は、糖の吸収を遅らせる食物繊維が多く含まれているため、比較的ゆっくりと少しずつ吸収されるかたちになります。

一方、液体の甘い飲み物には、フルーツを固形で食べるときとは比べ物にならないほど大量の果糖が含まれています。たとえば、1杯（200㎖）のミカンジュースには、4個から7個のミカンが使われています。果物ジュースだけではありません。甘い炭酸飲料、乳酸菌飲料、スポーツドリンクなどに含まれている果糖ブドウ糖液糖にも空怖ろしくなるほどの量の果糖が含まれています。

しかも、一部の（つぶつぶや繊維を残した）果物ジュースやスムージーを除き、ほとんどの甘い飲み物は食物繊維がすべて取り除かれてしまっているので、ものすごく吸収が速く、大量の果糖が一気に小腸になだれ込んでくるわけです。摂取にかける時間も、1個のミカンを食べるのには数分かかりますが、ジュース1杯は10～30秒程度でゴクゴクッと飲めてしまいますよね。

そして、この「果糖の流入量」と「吸収スピード」の違いが大きな分かれ目。じつは、**果糖は、少なめの量をゆっくり吸収した場合、小腸細胞の作用によってブドウ糖に変換される**ことが最新の研究で明らかになっているのです。

これは、2018年にプリンストン大学の研究グループによって発表された新知見。フルーツを固形で食べたときのように果糖の摂取量が少なく吸収がゆるやかだと、小腸の細

● 固形で摂った果糖は、小腸でブドウ糖と有機酸に変換される

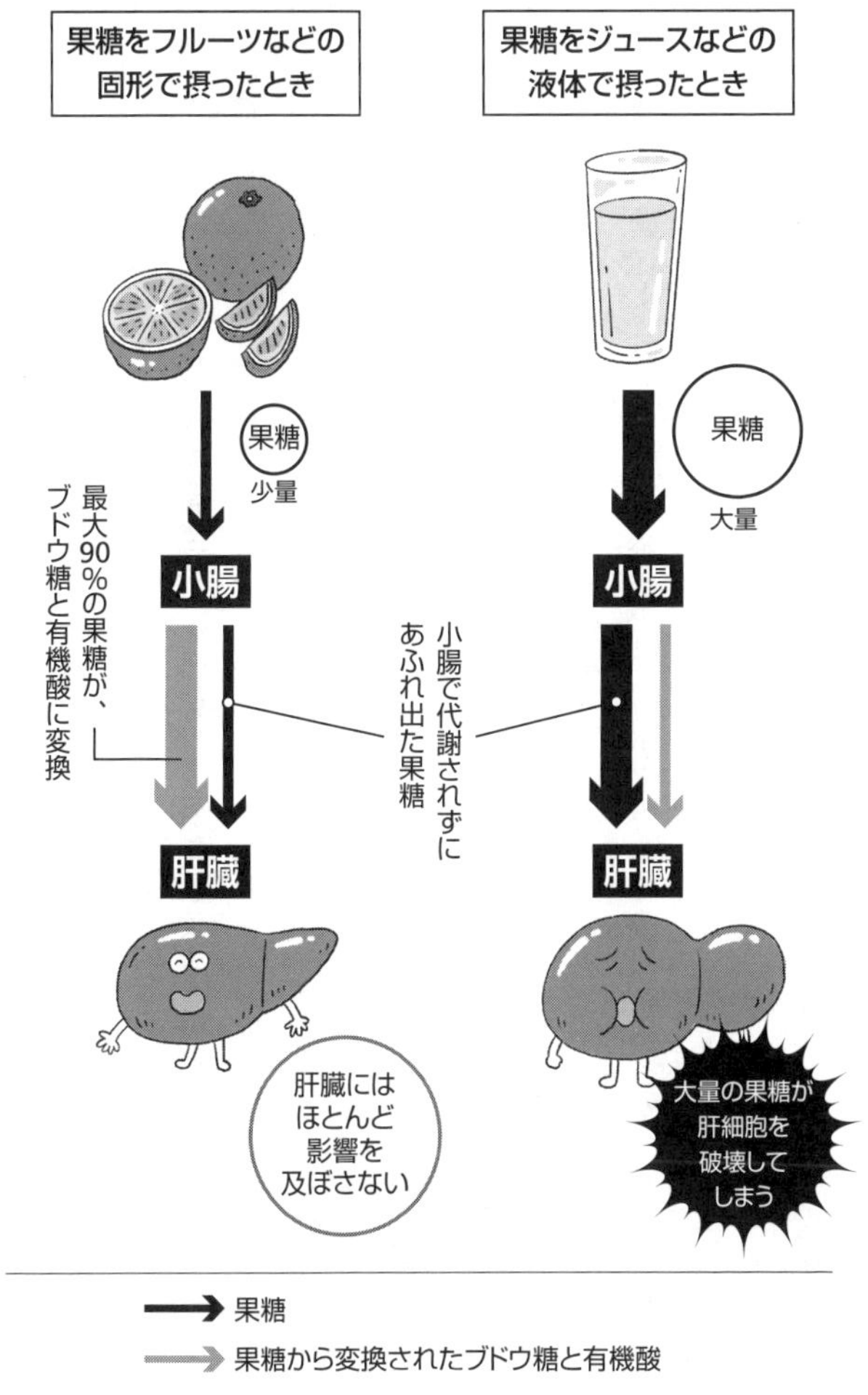

胞内にあるケトヘキソキナーゼという酵素が作用して、果糖がブドウ糖と有機酸に変換されるのです。しかも、この場合、最大90%が果糖からブドウ糖へ変わるとされています。

つまり、小腸細胞には果糖が直接肝臓に行くのを防ぐ役割があって、「悪玉糖」とされる果糖も、**フルーツを固形のまま少量食べる分にはそれほど大きな問題を起こさない**、ということが判明したわけですね。

では、甘い飲み物を飲んだときのように、果糖を液体で大量に摂取した場合はどうなるのか。小腸の「果糖→ブドウ糖と有機酸」の変換能力には限界があるため、大量の果糖が一気になだれ込んできて、しかも吸収も速いとなると、まったく変換処理が追いつきません。当然ながら、処理しきれずあふれ出した**大量の果糖は、「直行ルート」で肝臓へと向かってしまう**ことになります。すなわち、これらの果糖が、肝臓を脂肪化させたり肝細胞を傷つけたりして大ダメージを与えることになるというわけです。

このように、果糖による肝臓ダメージは、フルーツのまま少量を摂るか、甘い飲み物として大量に摂るかによってまったく違ってきます。先のたとえを用いれば、フルーツを固形のまま少量食べるだけならば、「全身をゆっくり巡るブドウ糖歩兵部隊」で済ませることができますが、甘い飲み物としてたくさん摂ってしまうと、大量の果糖が「誘導ミサイル」となって肝臓へ向けて次々に発射される事態になってしまうのです。

肝臓への被害を最小限に食い止めたいなら、「誘導ミサイル」の発射だけは何としても阻止しなければなりません。そのためには、やはり甘い飲み物の摂取をやめて、液体の果糖が小腸へドドーッと大量になだれ込んでくるのをストップさせるのがいちばんかしこい方法となるわけです。

身近な食品は危険な「果糖ブドウ糖液糖」だらけ

87ページでは「ブドウ糖」「果糖」「砂糖（ショ糖）」「果糖ブドウ糖液糖（異性化糖）」という4つの糖をご紹介しました。ここまででブドウ糖、果糖、砂糖については述べてきましたが、最後に「果糖ブドウ糖液糖（異性化糖）」の怖ろしさについて、みなさんにぜひ知っていただきたいと思います。これは**たいへんタチの悪い精製糖質**であり、困ったことにわたしたちの食生活にどっぷりと入り込んでしまっているのです。

前にも述べたように、名称に「果糖」という単語は入っているものの、**フルーツはカケラほども入っていません**。果糖ブドウ糖液糖は、トウモロコシから果糖成分を抽出して酵素や酸を加えて人工的に精製した液体で、果糖の割合がブドウ糖より多いもの（果糖割合

50%以上90%未満）です。

果糖ブドウ糖液糖は、甘味やおいしさを引き出すため、幅広い食品に大量に使用されています。とくに甘い飲み物の場合、ほとんどすべてと言ってもいいくらいの商品に果糖ブドウ糖液糖が使用されています。

また、**非常に多くの加工食品にも果糖ブドウ糖液糖が使用されています**。ちょっと使用されている食品を思いつくまま挙げてみましょう。カップ麺、スナック菓子、菓子パン、ケーキ、クッキー、ドーナツ、プリン、ゼリー、甘いヨーグルト、アイスクリーム、ソース、ケチャップ、ドレッシング、麺つゆ、だし、即席スープ、焼鳥や焼肉のたれ、カレーやシチューのルー、納豆のたれ……。

このように、わたしたちが普段食べているものの多くに、果糖ブドウ糖液糖が加えられているのです。なかには、味覚として「甘い」と感じないような食品にも〝隠し味〟のように添加されていて、いかに果糖ブドウ糖液糖が幅広く便利に使われているかがお分かりいただけることでしょう。

果糖ブドウ糖液糖がこんなにも多くの食品に使われているのは、次のようなメリットがあるからです。

①砂糖よりもはるかに安価である
②砂糖よりも甘味が強く、少量加えただけで食品がおいしくなる
③液体のため、混ぜて加工しやすい

つまり、**安く、手間をかけず、甘くておいしいものができる**というわけで、製造者にとっては「いいことずくめ」。製造者サイドは、まるで「便利でおいしい魔法の液体」を得たかのように、何にでもこの人工の精製シロップを入れてしまっているところがあるのかもしれません。

しかし、わたしたちの肝臓にとっては、迷惑千万もいいところ。すでに見てきたように果糖はさまざまな糖の中でもひときわ肝毒性が強く、**果糖ブドウ糖液糖には50％以上90％未満の高い割合で果糖が含まれています**。しかも、ここまで多数の食品に使われているとなると、知らず知らず口に入ってくる果糖ブドウ糖液糖も相当な量になるでしょう。すなわち、日々少量ずつ摂ってしまった果糖がたまって肝臓に悪さを働き、「気がついたらいつの間にか脂肪肝や脂肪肝炎がかなり進んでしまっていた」といった事態になることも十

分考えられるわけです。

ですから、わたしたちは、果糖ブドウ糖液糖が含まれている食品の摂取には十分注意を払う必要があります。

まあ、「気をつけろ」とは言っても、日々の食生活から「すべての果糖ブドウ糖液糖を追い出そう」としたら、**食べられるものが何もなくなってしまう**かもしれません。だから、どんなものに多く含まれているのかをおおまかに把握したうえで、（無理にすべてをカットしようとするのではなく）自分がカットしやすい部分をカットしていく、という姿勢をとるといいでしょう。

私はやはり**「甘い飲み物をやめる」という作戦を徹底するのがもっとも効率的かつ効果的**だと思います。それだけで体内に入る果糖ブドウ糖液糖を大幅に減らせるのは疑いありません。何にでも入っている悪玉糖・果糖ブドウ糖液糖による肝臓へのダメージを減らすには、これこそが最上の作戦ではないでしょうか。

ヘルシーな印象のスムージーにも要注意

私はよく、講演に呼ばれたときに「①皮をむいたオレンジ」「②絞ったオレンジのスム

●同じオレンジでも「液体のもの」には注意

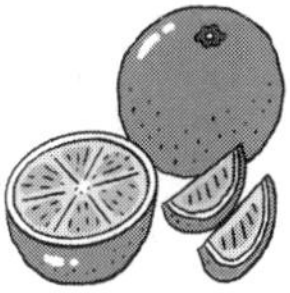

①皮をむいたオレンジ

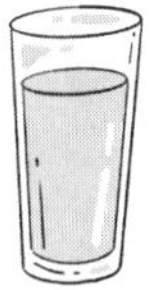

②絞ったオレンジのスムージー

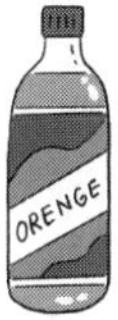

③果糖ブドウ糖液糖入りのオレンジジュース

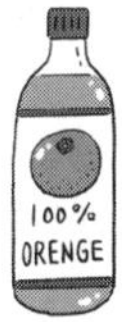

④濃縮還元100％オレンジジュース

ージー」「③果糖ブドウ糖液糖入りのオレンジジュース」「④濃縮還元100％オレンジジュース」の写真をスライドに映し出し、**「どれがいちばん健康にいいと思いますか？」**という質問を聴衆の方々に投げます。

本章をここまでお読みいただいたみなさんは、すでに答えはお分かりですね。そう、①から④のうち、摂っていいのは①の「皮をむいたオレンジ」のみです。これなら小腸においてブドウ糖に変わるため、それほど大きな問題はありません。むしろ、オレンジにはビタミンCやクエン酸、食物繊維なども多く含まれているので、少量を食べるだけなら健康にいいとさえ言えるでしょう。ただし、食べ過ぎては元も子もありませんので、**フルーツを一度に摂るのはせいぜい両手におさまるくらいの量**にしてください。

そして、②、③、④は、いずれも肝臓に甚大なダメージをもたらす「避けたい飲み物」です。「どれもオレンジを使ったものなんだから、体に入れちまったら同じだろ」と言う人もいるかもしれませんが、先述したように、同じオレンジであっても形状が**「液体」になると、危険性が飛躍的にアップしてしまう**ことになります。

②のスムージーならいいだろうと思う人もいるかもしれません。ただ、家庭のジューサーでつくったスムージーを食物繊維が残った状態で飲むのならまだいいのですが、市販されているフルーツ系のスムージーは食物繊維がきれいに取り除かれてしまっているものがほとんど。そうなると、肝臓へのダメージはやはり避けられません。それに手作りのスムージーについても、固形のフルーツであれば小腸で果糖からブドウ糖に変換されるというのに、わざわざ食物繊維を切り刻んで、より危険な液体にする必要があるでしょうか。

また、③の果糖ブドウ糖液糖入りジュースや④の濃縮還元100%オレンジジュースは、もう**「果糖という〝毒〟を大量に搭載した誘導ミサイル」**だと見なしたほうがいいでしょう。一般の方々の中には「100%の果物ジュースなら健康に悪くないだろう」と思っている人がけっこう多いのですが、入っている糖分の量は、甘い炭酸飲料系の飲み物とたいして変わりません。

ただ、ここで白状しておくと、じつは私自身、10年ほど前までは「濃縮還元100％オレンジジュース」が大好きで、手術が終わった後などに500㎖ボトルを一気飲みしていたのです。あの甘さと酸っぱさが手術のヘビーな疲れをスカッと吹き飛ばしてくれる感じがあって、一時期は毎日のように飲んでいました。

もちろんその頃は、脂肪肝治療やスマート外来を始める前であり、「この飲み物が肝臓を破壊する誘導ミサイルになる」なんてまったく頭の中にありませんでした。それにしても、長丁場の手術の後、空腹の状態で100％オレンジジュースを一気にガブ飲みしたりしたら、糖の吸収がめちゃくちゃ速くなって血糖値も急上昇してしまいます。肝臓に向かう果糖濃度もものすごく高くなるでしょう。当時は、疲れた体によかれと思って飲んでいたのですが、いま考えてみると、〝**肝臓にとっていちばん悪いパターンの習慣だったなあ**〟としきりに反省しております。

もっとも、その頃の私と同じように、「おいしい」「疲れが吹っ飛ぶ」「スカッとする」

といった思いから、甘い飲み物と離れられなくなっている方は相当数いらっしゃるのではないでしょうか。

いまからでも遅くはありません。反省をして行動を変えるなら、早いほうがいいと思います。「生命力の源泉」である肝臓を脂肪まみれの機能不全状態にしないため、わたしたちが真っ先にやめなくてはならない行動は何なのか――。もうみなさんは言われなくても十分にお分かりですよね。

甘い飲み物はブドウ糖と果糖のダブルパンチになる

ここまでの説明で、砂糖や果糖ブドウ糖液糖を大量に含んだ甘い飲み物を日常的に飲んでいると体の中でどういうことが起こるのか、だいたいご理解いただけたのではないかと思います。

一応整理しておくと、砂糖には、ブドウ糖と果糖が1対1の割合で含まれていますし、果糖ブドウ糖液糖には、果糖が50%以上90%未満の割合で大量に含まれています。こうしたブドウ糖や果糖は、甘い飲み物として液体で口から入ると、たちまち小腸に到達します。そして、スピーディーに吸収されて、それぞれ次のようなかたちで肝臓にダメージを与えることになります。

・ブドウ糖↓血糖値が急激に上昇し、多くのインスリンが分泌される。インスリンの働きにより、ブドウ糖が次々に中性脂肪に変換される。行き場なくあふれた脂肪がどんどん肝臓にたまっていく

・果糖↓少量の果糖であれば、小腸においてブドウ糖に変換される。ただ、キャパを超えた大量の果糖はダイレクトに肝臓へ向かい、肝細胞のミトコンドリアの機能を障害する。さらに許容量をオーバーした果糖は次々に中性脂肪に変えられていき、どんどん肝臓にたまっていく

つまり、甘い飲み物を飲んでいると、**ブドウ糖と果糖の「ダブルパンチ」によって、脂肪肝が進み、肝細胞が疲弊して、肝機能が低下していく**のです。先の例で言えば、一方ではブドウ糖の「精鋭歩兵部隊」が大挙してなだれ込んできてダメージをもたらし、一方では果糖という「〝毒〟を搭載した誘導ミサイル」が次々に着弾して、肝臓という街を大規模に破壊していくようなもの。このダブル攻撃はある意味、肝臓という街を廃墟と化すに

は、もっとも効率のいい攻め方なのかもしれません。

とにかく、このようなダブル攻撃をもし毎日のように続けられたら、肝臓はたまったものではありません。肝細胞にはみるみる脂肪がたまり、肝臓がパンパンにふくらんでいってしまうでしょう。それに、脂肪肝だけでなく、脂肪肝炎、肝硬変、糖尿病などのリスクもみるみる高まってしまうはずです。

これは決して他人事《ひとごと》ではありません。別に脅かすわけではありませんが、甘い飲み物を日々多飲している自覚があるのであれば、（肝臓はほとんど何の悲鳴も上げはしないのですが）すでに**肝臓が脂肪まみれで瀕死も同然の状態**に陥っていたとしても、まったく不思議はないのです。

「弱いパンチの連続攻撃」が肝臓はもっとも苦手

でも、ちょっと疑問に思った方もいらっしゃるかもしれません。先にお伝えしたように、肝臓は7割切除しても残った3割の部分がたった3か月で元の大きさに再生するような、驚くべき再生能力を持つ臓器です。それなのに、**甘い飲み物の攻撃を受けたぐらいで、そんなに痛めつけられてしまうものでしょうか？**

みなさんは「雨だれ石を穿《うが》つ」という言葉をご存じですか。これは「雨のしずく程度の小さな力でも、長い歳月をかけて繰り返し落ちていると石に穴をあける」ということを表わしています。現在では「小さな努力でも根気よく続けていれば成功する」といったプラスの意味で用いられていますが、このことわざの語源となった中国の『漢書』では、もともと「小さな物事でも長年積み重なると大きな災いに発展してしまう」というマイナスの意味で使われていたそうです。

私は、肝臓が悪くなっていくプロセスは、まさに（マイナスの意味での）「雨だれ石を穿つ」だと思っています。

どんな人も、いきなり肝臓が悪くなるわけではありません。脂肪肝はもちろん、脂肪肝炎や肝硬変の場合も、「甘い飲み物」「過食」「アルコール」などのちょっとした悪習が長年にわたって積み重ねられたことによって、じわじわと少しずつ状態が悪化していくのです。まさに1滴1滴の雨だれがいつかは石に穴をあけるように、日々ちょっとずつちょっとずつ肝臓が蝕まれていくわけですね。

じつは、肝臓という臓器は、こういう**「小さな弱い力」の連続攻撃によるダメージに非常に弱い**のです。たまに強いパンチをガツンと食らってもわりと平気なのですが、その一方、毎日のように弱いパンチを繰り返し打たれると、そのダメージの蓄積がこたえて、てきめんに弱ってしまいやすいのです。ボクシングであれば、それこそ「ボディへの弱いレバーブロー」を繰り返し打ち込まれて、その疲弊ダメージが蓄積したあげく、たまらずダウンしてしまうような感じでしょうか。

たとえば、一気に大量のお酒を飲んで「急性アルコール中毒」になったとしても、それが原因で脂肪肝や脂肪肝炎が一気に悪化するといったことはありません。むしろ、たいした量ではなくても、**毎日毎日お酒を飲むほうが肝臓のダメージにつながりやすいん**ですね。毎日欠かさず多量の飲酒をして、それが10年も続けば、もう確実に脂肪肝や脂肪肝炎が進んでいると思って間違いありません。

同じように、甘い飲み物を何年にもわたって毎日習慣的に飲み続けていれば、肝臓は確実に弱体化していきます。**毎日欠かさず飲んできた乳酸菌飲料**とか、**毎日意識して飲んできた野菜ジュース**とか、そういう日々の小さなダメージが積み重なって、いつしか肝機能をボロボロに破壊してしまうような大ダメージへとつながっていくのです。

小さなダメージを繰り返し受けていると、少し回復しかけたとしてもその回復途中でまた底のほうへ突き落とされることになり、一向に回復できないまま、日々ちょっとずつダメージが積み重なっていくことになります。具体的には、**最初のダメージを受けた後、48時間以内に次のダメージがもたらされると、機能が回復しづらくなる**ことが分かっています。48時間ですから、アルコールであれば飲んでから2日は空けたほうがいいということになるわけですね。

さらに、肝臓の病気が怖いのは、その小さなダメージの蓄積が症状として表に現われない点です。症状がないと、どんなに状態が悪化していたとしても「悪くなっているという実感」を持てません。鍋の水に入れられたカエルは、少しずつ熱せられると状況の悪化に気づかないまま「ゆでガエル」になってしまうと言いますが、肝臓の場合もこれと同じように、悪化に気づかないまま少しずつ進行させてしまい、判明したときにはすでにかなり厳しい状態になっているケースが多いわけです。

雨だれのしずくでもいつかは石に穴をあけるのです。みなさんの肝臓はどうでしょう。ひょっとして、日々「しずく」のような小さなダメージが積み重なって、いつの間にかボロボロに弱った状態になってはいないでしょうか。

市販の甘い飲み物のリスクをチェック

さて、毎日少しずつのダメージが肝臓を弱らせるということはお分かりいただけたと思いますが、「甘い飲み物」と言っても、具体的にどのような飲料がいけないのでしょうか。

次ページの表は、我々の身近にあるたくさんの甘い飲み物のうち、いったい**どの飲料にどれくらいの糖が含まれているのか**を一覧表としてまとめたものです。

この表では、私たちスマート外来がそれぞれの飲料のエネルギー量を調べ、含まれている糖の量を換算しています。おそらく、みなさんがよく飲まれている飲料の名も見つかると思いますが、その中にもかなりの量の糖が含まれていることがお分かりいただけることでしょう。

なかには「えっ、まさか……この飲み物にもこんなに糖が入っているの?」「うそ……これ、健康にいいと思ってずっと飲んでたのに」と、にわかには信じられないという方もいらっしゃるかもしれません。

そんな方々のために、甘い飲料のカテゴリーごとに簡単な説明を加えていくことにしましょう。

● 市販の「甘い飲み物」に含まれる砂糖の量（g）

	品名	内容量（mℓ）	内容量中の		200mℓ中の砂糖量（g）	1本中の砂糖量（g）
			熱量（kcal）	砂糖量（g）		
ソフトドリンク	コカ・コーラ	500	225	57	23	57
	カルピスウォーター	500	230	55	22	55
	三ツ矢サイダー	500	210	55	22	55
	ファンタ グレープ	500	200	50	20	50
	C.C.レモン	500	200	50	20	50
	カナダドライ ジンジャーエール	500	180	45	18	45
	カルピスソーダ	500	180	44	17	44
	サントリー天然水 ヨーグリーナ 贅沢仕上げ	540	130	33	12	33
	ほっとレモン	280	112	28	20	28
	トロピカーナ100%オレンジ	330	170	27	16	27
	い・ろ・は・す もも	540	103	26	10	26
	野菜生活100オリジナル	200	68	16	16	16
	カゴメトマトジュース 低糖	190	38	7	7	7
清涼飲料	ポカリスエット	500	125	31	12	31
	アクエリアス	500	95	24	9	24
コーヒー・紅茶・ココア	ボス とろけるカフェオレ	500	240	44	18	44
	午後の紅茶 ミルクティー	500	180	37	15	37
	午後の紅茶 レモンティー	500	140	35	14	35
	バンホーテン ココア	280	146	28	20	28
	午後の紅茶 ストレートティー	500	80	20	8	20
	ワンダ モーニングショット	185	63	13	14	13
	ワンダ 金の微糖	185	33	5	6	5
その他	リポビタンD	100	74	19*	37*	19
	オロナミンCドリンク	120	79	19	32	19
	黒酢ドリンク	125	23	6	10	6
	調整豆乳	200	106	4	4	4
乳製品	Newヤクルト	65	50	12	35	12
	低脂肪乳	200	84	11	11	11
	牛乳	200	122	10	10	10

*……メーカーに問い合わせのうえ、エネルギー量から換算

スマート外来作成

〈甘い炭酸飲料〉

以前から「甘い炭酸飲料にはたくさんの糖分が含まれていて、飲み過ぎは健康によくない」とは言われていました。私たちが調べた結果でも、アメリカ生まれの超有名炭酸飲料**500㎖には、角砂糖約20個分の糖**が含まれていることが判明しています。他の炭酸飲料も軒並み糖分量が多く、やはり炭酸系は、数ある甘い飲み物の中でももっとも避けたい飲料だと言っていいでしょう。

シュワシュワして爽快感のある甘い炭酸飲料は子どもや若者に人気ですが、常飲していると若いうちから脂肪肝や糖尿病を進ませることになりかねません。大人も子どもも年齢にかかわらず、危機意識を高く持って甘い炭酸飲料に接していく姿勢が必要です。

〈スポーツドリンク、経口補水液〉

先にも触れましたが、ある有名スポーツドリンク（500㎖）には、角砂糖約10個分の糖が含まれています。このような高いエネルギーを補給しなくてはならないのは、マラソンなど、長時間にわたる激しい運動をしている人だけでしょう。

つまり、一般の人がちょっと汗をかいたくらいでスポーツドリンクをガブ飲みしたら、たちまち糖分の摂り過ぎとなって肝臓に負担をかけてしまうということです。スポーツドリンクに対して「汗をかいたときの水分補給にいい」「熱中症予防のために飲んだほうがいい」「風邪で熱があるときに飲んだほうがいい」といった健康維持に役立つイメージを持っている人も多いと思います。しかし、たとえこうしたシチュエーションで水分補給をする場合であっても、脂肪肝の人、糖尿病の人、肥満の人はスポーツドリンクの利用は避けたほうがいいでしょう。もちろん、水分補給をすること自体は非常に大事ですが、スポーツドリンクに頼らずとも、水かお茶を飲むので十分です。

また、**「経口補水液ならいいだろう」という考えも間違い**です。500㎖に角砂糖4、5個分の糖が含まれています。

とくに高齢者の場合、糖尿病を抱えているのに「熱中症予防のための水分補給に」とスポーツドリンクや経口補水液を飲んで、いっそう糖尿病を悪化させてしまう人がたいへん目立ちます。**小まめに水やお茶を飲んでいれば、たくさん汗をかいたとしても熱中症も電解質異常も心配ありません。**ぜひ、正しい健康知識を持って、しっかり水分補給をしていくようにしてください。

〈野菜ジュース〉

小ぶりな紙パックに入った野菜ジュースを愛飲している人も多いかもしれません。これ1パックで必要な野菜の栄養を摂れるといった能書きにつられて〝健康のためによかれ〟と思って飲んでいる人も多いのではないでしょうか。

しかし、**小さな紙パック200mlには、角砂糖約5個分の糖**が含まれているのです。しかも、野菜の食物繊維がすべて取り除かれてしまっているため、糖の吸収も非常にスピーディー。当然ながら肝臓に負担を背負わせることになってしまいます。野菜の積極的な摂取はもちろん大事なのですが、液体ではなく、しっかり食物繊維が残っている状態で摂るのを基本に据えたほうがいいでしょう。

〈乳酸菌飲料〉

小さなプラ容器に入った乳酸菌飲料を毎日飲むのを習慣にしている人も多いかと思います。でも、この小さな1本（65ml）に角砂糖約4個分もの糖が含まれているのです。きっと、びっくりする人も少なくないでしょう。

もちろん、乳酸菌が腸に対して多くの健康効果をもたらすことは間違いありません。腸内細菌のバランスをよくすることが、さまざまな病気の予防や治療に役立つことも明らかになっています。ただ、残念ながら「多くの糖を使って、甘くつくられてしまっている」以上、脂肪肝や糖尿病、肥満の人にとっては、逆に健康にマイナスに働いてしまう可能性大なのです。ですから、**腸へのメリットだけでなく、肝臓や糖尿病へのデメリットをよく考えて摂取するようにすべき**。そのデメリットに目を向けないまま、「毎日1本」を習慣づけてしまうのは、私は危険だと思います。

〈甘い缶コーヒー〉

コーヒーや紅茶は「無糖」であればまったく問題ないのですが、最近はかなりの糖分を加えて甘くしたものが数多く出回っています。

よく見るサイズの缶コーヒー（185g）を見ると、マイルドな甘さの加糖タイプは角砂糖約4個分、微糖タイプは角砂糖約2個分の糖が含まれています。また、ゴクゴクッと飲めるタイプの500㎖ペットボトルの加糖カフェオレ飲料には、角砂糖約15個分もの糖が含まれています。しかも、コーヒーや紅茶などのカフェイン飲料の場合、「**カフェインに糖がプラスされると、より血糖値が上がりやすくなってしまう**」という特徴があることも分かっています。

コーヒーや紅茶はかなり習慣的に飲むケースが多いので、健康を大事に思うなら無糖で飲むことをおすすめします。とりわけ、脂肪肝や糖尿病がある人、肥満の人は、**砂糖なしで飲むのを徹底して習慣づけるほうがいい**でしょう。

〈エナジードリンク〉

仕事や作業で疲れたとき、「疲れを取りたい」「元気を取り戻したい」とエナジードリンクを利用する人も少なくないと思います。ただ、じつは小さい瓶に入った人気のエナジードリンク（100㎖）にも角砂糖約6個分の糖が含まれているのです。また、エナジードリンクにはたいていカフェインが含まれているので、そこに糖が加わることで血糖値が上がりやすくなってしまいます。

だから、脂肪肝や糖尿病、肥満があるにもかかわらず、毎日エナジードリンクを飲みながら仕事をがんばっているような人は、〝疲れを取りたい〟と思ってやっている習慣が、逆に自分の健康にとってマイナスに働いていたということになる可能性大です。心当たりがある人は、エナジードリンクに頼ることなく疲労回復をする手段を考えたほうがいいでしょう。

〈黒酢ドリンク〉

お酢には健康にプラスになる多くの作用があります。お酢を使った料理を積極的に摂取するのはもちろん、少量のお酢を飲むのを習慣づけるのもいいと思います。

ただ、市販されているお酢のドリンクには、糖を加えて飲みやすくしたものが多いのです。小さな紙パックの黒酢ドリンク（125㎖）にも角砂糖2個分の糖が使用されています。日々常飲していると、**酢の健康へのメリットよりも、糖の健康へのデメリットのほうが大きくなってしまう**ことも十分考えられます。

黒酢などのお酢を飲用するなら、ぜひ糖が含まれていないものを選ぶようにしてください。

〈ゼリー、プリン〉

ゼリーやプリンは、**甘い飲み物とほとんど変わりません**。胃での消化の必要がほとんどなく、スピーディーに小腸に到達します。そして、甘い飲み物と同様、ブドウ糖や果糖が肝臓へのダメージにつながっていくのです。

なお、フルーツゼリーの中には、フルーツの果肉が丸ごと入っているようなタイプもありますが、そういうタイプは食物繊維が残っているだけマシ。食物繊維がすっかり取り除かれてしまっているタイプのリスクは、「甘い飲み物とまったく同じ」と思っておいたほうがいいでしょう。

〈パウチゼリー〉

コンビニやスーパーなどで、時間がないときや忙しいときに素早くエネルギーをチャージするための「パウチゼリー」が売られているのをよく見かけます。プロテインが配合されたものやフルーツフレーバーを加えたものなど、とてもたくさんの種類が並んでいますよね。

ただ、あのタイプのゼリー飲料も、脂肪肝や糖尿病、肥満が少しでも気になるなら、摂取を控えておいたほうがいいでしょう。**糖質をたくさん含んでいて、素早く小腸に到達して血糖値を急上昇させてしまう**という点では、甘い飲み物とまったく変わりません。どんなに忙しくても、ゼリー飲料やカロリー飲料に頼ることなく、ちゃんと固形物を食べることをおすすめします。

〈アイスクリーム、シャーベット〉

アイスクリームやシャーベットは、口の中に入れた瞬間に液体に変わるようなものです。やはり、**リスクは甘い飲み物と同じ**だと思ったほうがいいでしょう。暑い時期にたまに食べるくらいなら構いませんが、アイス好きの中には、冷凍庫に大量にストックしておいて、「毎日間食に食べる」「毎日デザート代わりに食べる」という人もけっこういると聞きます。少なくとも、脂肪肝や糖尿病、肥満が気になるという人は、そういう習慣とは早急に手を切るべきです。

〈飲むヨーグルト、甘いカップヨーグルト〉

「ヨーグルトは健康にいいもの」と思い込んでいる人が多いでしょう。もちろん、腸内環境を整えるなどの健康効果は盛りだくさんなのですが、市販の「飲むヨーグルト」や「甘いカップヨーグルト」には、**かなりの糖がプラスされている**ことを忘れてはなりません。これはかなり大きな盲点ではないでしょうか。健康のためにヨーグルトを食べるのを習慣にするなら、ぜひ**無糖のものを選んでください**。

また、無糖ヨーグルトにハチミツをかけて食べる人も多いと思います。「砂糖がダメでもハチミツならいいだろう」と考える方が多いのですが、これも間違いです。ハチミツには植物由来の不純物や水分が混じっているものの、成分の約8割は糖質で、ブドウ糖と果糖の割合はおおむね1対1。砂糖とほぼ変わりません。さらに、大さじ1杯のカロリーも砂糖35㎉に対してハチミツ64㎉とハチミツのほうが高く、かえって体重増加につながりかねないのでご注意ください。

〈**甘いアルコール飲料**〉

最近、アルコール度数を低く抑えた「ジュースのような甘いお酒」を飲む人が増えています。コンビニやスーパーにはいろんな種類の350㎖缶カクテル・サワーが売られていますよね。それに、梅酒、あんず酒などの果実酒、甘酒、甘い日本酒やワイン……。

こうした甘いお酒には大量の糖分が含まれるうえ、アルコールの影響もプラスされて、肝臓にたいへん大きな負担をかけることになります。とりわけ、脂肪肝や糖尿病、肥満が気になる人は、**甘いアルコール飲料に気軽に手を出すのは禁物**だと思っておくほうがいいでしょう。

なお、アルコールが脂肪肝に対してどのような影響をもたらすかについては後ほど改めて紹介することにしたいと思います。

「爽やかテレビCM」に騙《だま》されてはいけません

さて――

この章ではここまで、甘い飲み物がどれほどわたしたちの肝臓の健康を蝕んでいるかを最新の医学研究をもとに述べてきました。

でも、みなさん、不思議に思いませんか？　こんなにも体に悪いのなら、そういう情報がどうして消費者の耳に届いてこないのか？　こんなにも体に悪い飲料を宣伝するテレビCMがどうして毎日のように流されているのか？ **こんなにも体に悪いものがどうしておおっぴらに売られているのか？**

当然、いろんな疑問が湧いてきますよね。「肝臓にとって〝毒〟にも等しい飲み物なのに、それを隠したまま、CMで健康的イメージばかりを強調して売るなんて、それはもう詐欺みたいなもんじゃないか」――そうした憤懣《ふんまん》や怒りを覚えた方もいらっしゃるかもしれません。

実際、健康をテーマに扱ったテレビ番組や雑誌の健康特集でも、甘い飲み物の弊害に関しては、ほとんど取り上げられることがありません。情報として取り上げられなければ必然的に消費者の耳にも届きづらくなるのでしょうが、いったいどうしてメディアはこの問題を頑なに取り上げようとしないのでしょうか。

理由は、**メディア側の忖度《そんたく》**だと私は考えています。CMや広告を大々的に出してくれる大手飲料メーカーのご機嫌を損ねないように、甘い飲み物に関するマイナス情報を取り上げないようにしようという忖度が働いているんですね。

これは私自身が経験したことなのですが、以前、ローカルテレビ局の健康番組に出演した際、甘い飲み物の弊害について語ろうとしたところ、番組制作サイドからストップをかけられたことがあります。

その健康番組では脂肪肝の解説をするということだったので、制作者の依頼で、私は事前にスライドや解説予定の原稿を担当者に提出しました。ところが、「脂肪肝の最大の原因は甘い飲み物である」という点を解説した部分のスライドや原稿が、**まるまるボツになって返ってきた**のです。担当者からは「この内容だと、スポンサーへ説明をしなければならないので、別の内容に差し替えてほしい」という旨のメールが届きました。

これに対して私は、「脂肪肝の改善には甘い飲み物をやめることが絶対に欠かせない」という自身の考えを説明したうえで、「内容を差し替えることはできません。もしこの内容を伝えられないのなら、出演も辞退させてください」とメールしました。

このときは、幸いにも制作者の方々の理解を得ることができ、ボツになることもなく、どうにか番組で解説した内容をオンエアすることができました。ただ、これと同様の「配慮」や「忖度」は、**おそらく日本全体のメディアにおいてまかり通ってしまっている**のではないでしょうか。

もちろん、メディア側としても、お金を出してくれるスポンサーの意向には逆らえない部分があるのでしょう。利益追求団体である以上、スポンサーへの配慮が生じてしまうのは仕方ないことなのかもしれません。

しかし、現に、肝臓に害があると分かっているのにもかかわらず、都合の悪い点を包み隠したまま、人気芸能人が加糖飲料をゴクゴクッと爽やかに飲み干すようなＣＭばかりを流していていいのでしょうか。

世界では甘い飲み物への規制が強まっている

じつを言うと、「甘い飲み物の怖さを消費者に広く知らしめて、少しでも健康への害を減らしていこう」という対策の点で、**日本はかなり遅れています。**

世界では、糖尿病や肥満への対策として、甘い飲み物を減らそうという動きが進んでいます。WHO（世界保健機関）では、2016年10月、**糖分を多く含む飲料に課税するように**と加盟国に呼びかけました。税を課して価格を引き上げれば、甘い飲み物の消費量を抑えることができ、糖尿病や肥満の患者を減らすことにつながると訴えたのです。

実際、フランス、イギリス、アメリカのカリフォルニア州バークレー市、ペンシルバニア州フィラデルフィア市などでは、加糖飲料への課税が導入されています。アジアにおいても、タイやフィリピンでは清涼飲料水に対する課税が始められています。

さらに、シンガポールでは、2020年、砂糖入り飲料の広告を規制する条例と、**砂糖含有量のレベルに応じて4段階のラベル表示を義務化**する条例を公布しました。次ページに掲げた表がその「4段階ラベル表示」の基準です。

この分類だと、砂糖含有量100㎖中5g以上が〝危険度中〞のオレンジラベル、砂糖含有量100㎖中10g以上で〝危険度大〞の赤ラベルとなり、赤ラベルの場合、テレビC

●シンガポールの甘い飲み物のラベル表示

← 広告禁止 →

← ラベル表示の義務付け →

グレード	A	B	C	D
表示の色	濃い緑	黄緑	オレンジ	赤
砂糖含有量（100mℓ当たり）	1g以下、または無糖	1〜5g以下	5〜10g以下	10g超
飽和脂肪酸量（100mℓ当たり）	0.7g以下	1.2g以下	2.8g以下	2.8g超
飲料の例	・水 ・無糖茶 ・スキムミルク ・甘味料なし植物性ミルク	・低脂肪牛乳 ・ダイエット飲料 ・低糖・低脂肪の砂糖・ミルク入り飲料	・高脂肪牛乳 ・フレーバーミルク ・アイソトニック飲料 ・砂糖・ミルク入り飲料	・清涼飲料水 ・エナジードリンク ・果汁100%ジュース ・果汁飲料 ・高脂肪の砂糖・ミルク入り飲料

注：グレードは、砂糖含有量と飽和脂肪酸含有量で評価される。

シンガポール保健省「SUPPORTING SINGAPOREANS TO CARE FOR THEIR HEALTH AND WELLBEING」をもとに作成。

Mなどの広告が規制されることになります。日本でおなじみの飲料を当てはめると、ポカリスエット以上の砂糖含有量でオレンジラベル、コカ・コーラ以上の砂糖含有量で赤ラベルということになりますね。

もし、シンガポールと同じ「4段階ラベル表示」が日本でも実施されたなら、**コンビニやスーパーのドリンク陳列棚は、ほとんどがオレンジ色や赤色のラベルで埋まってしまう**ことでしょう。毎日のように目にしていた甘い飲み物のテレビCMも、半分くらいに減少するかもしれません。

つまり、それくらい**日本は対策が遅れている**ということ。現状、日本の消費者は、危険性をろくに知らされないまま、CMや広告にまんまとのせられて、〝甘い飲み物漬け〟にされているようなものなのです。

甘い飲み物をやめれば、肝臓は勝手に回復していく

では、このように甘い飲み物がはびこってしまっている世の中で、わたしたちはどうやって肝臓の健康を維持していけばいいのでしょう。

それには「自分の体は自分で守る」という意識を持って自衛していくしかありません。とくに、誤った情報と正しい情報をしっかり見極めつつ、積極的に「悪いものを減らしていく姿勢」が大切になります。

後ほど改めて述べますが、**長い人生で肝臓を守っていくには「引き算」が大事**です。要するに、体にいいものを多く摂ろうとするよりも、体に悪いものを少しでも減らそうとする「引いていく感覚」がカギになるということ。体にとって悪いものを減らしていけば、肝臓にたまったダメージは自動的に軽減していき、そうすれば肝臓がおのずと再生回復への道を歩み出すはずなのです。

そして、「減らすべき悪いもの」の中でも、まず真っ先にやめなくてはならないのが「甘い飲み物」だということになります。

前の章で「もっとも効率よく脂肪肝になる方法は『甘い飲み物を飲み続けること』だと述べましたが、〝逆もまた真なり〟であり、「もっとも効率よく脂肪肝から回復する方法も『甘い飲み物をやめること』」なのです。

本当に、**甘い飲み物をやめるだけで、肝臓の健康度は格段に違ってきます**。脂肪肝が改善するのはもちろんですが、ALT、ASTなどの肝機能の数値もみるみるよくなっていくことでしょう。

先ほどから、甘い飲み物を「果糖という〝毒〟を搭載した誘導ミサイル」にたとえていますが、毎日のように街に降り注いでいた誘導ミサイルが、ピタッと撃ち込まれなくなった状況を想像してみてください。破壊力の大きいミサイルさえ飛んでこなければ、後は何とか食い止めておいて、そのうちに破壊された街をあちこち修復して再建していこうという余裕ができますよね。

だから、まず甘い飲み物という〝ミサイル攻撃〟を完全にストップさせることが何よりいちばん重要になるのです。

それに、**肝臓は、体中のすべての器官の中でも、もっとも再生回復力の高い臓器**です。毎日ミサイルが飛んでくるような大きな問題さえ取り去ってしまえば、後は持ち前の再生回復力を存分に発揮してどんどん修復が進められていくものなのです。ミサイルでめちゃめちゃに破壊されてしまった街も、猛スピードで修復され、通常機能を取り戻すのにそう時間はかからないでしょう。

ただ、肝臓をより効率的によみがえらせていくには、それにふさわしい理に適ったノウハウがあります。甘い飲み物をやめたうえで、食事や運動を改善しつつダイエットで体重を減らしていけば、健康を維持したまま最短で肝臓の脂肪を追い出していくことができるのです。次の章では、その「スマート・メソッド」のノウハウをくわしく紹介していくことにしましょう。

ぜひみなさんも、このノウハウを実践して脂肪肝を撃退してください。甘い飲み物をやめ、「体にとって悪いもの」をしっかり減らして、肝臓を効率よくよみがえらせていくようにしましょう。

第3章

肝臓から脂肪を落とすスマート・メソッド

ダイエット成功のカギは「肝臓から脂肪を落とす」こと

この第3章は、いよいよ脂肪肝をどう治すのかについて述べていきます。具体的には私たちが「スマート外来」で行なっている「脂肪肝・肥満治療のためのダイエット・メソッド」をご紹介しましょう。

「はじめに」でも述べたように、私は、「肝臓をよくする」という観点なしには、ダイエットは語れないと考えています。**おなかの皮下脂肪が気になる、内臓脂肪が気になるという人は、99％肝臓にも脂肪がたまっている**といって間違いなく、その肝臓にたまった脂肪を落とさない限り、内臓脂肪や皮下脂肪は落ちていきません。ダイエットをするのなら、肝臓の脂肪を落とすことは「絶対に避けて通れない道」なのです。

つまり、脂肪肝の治療はダイエット抜きには語れないし、ダイエットは脂肪肝の治療抜きに語れないということ。これを無視していては、脂肪肝の撃退も、ダイエットの成功もあり得ません。もし、「脂肪肝を治す」というプロセスをすっ飛ばして、食事量だけを減らして目先の体重を落とすようなダイエットをしていたら、100％、リバウンドすることになるでしょう。リバウンドすればいっそう太りやすくなって、かえって健康を損ねる結果になるのが目に見えています。

ですから、リバウンドすることなく健康にやせたいのであれば、まずは**脂肪肝をちゃんと治して肝臓の機能を正常化させるのがマスト**だと思ってください。「肝臓から脂肪を落とす」ことは、体の健康をキープしながらダイエットを成功させるいちばんのカギだと言っていいでしょう。

これから紹介する「スマート・メソッド」は、最新医学を駆使して、誰でも着実に体重を減らし、安全かつ効率よく脂肪肝を治すことができるように工夫を施してあります。しかも、わざわざ私の「スマート外来」に来ていただく必要もなく、セルフコントロールで十分な効果を上げていくことが可能です。

ラクだとは言いませんが、我慢や忍耐はそんなに必要ありません。後ほどくわしく述べますが、**脂肪肝は3か月間の時間をかけて現状から7％体重を減少させることで治すことができます**。いくつかのルールをしっかり守って実践していただければ、これまで何度もダイエットに失敗してきたような方でも、確実に「3か月で7％減」の目標をクリアすることができるはずです。

要するに、「スマート・メソッド」なら、肝臓から脂肪を追い出して、「脂肪肝を治す」

「ダイエットを成功させる」というふたつの結果を一挙に出すことができるわけです。私は、これこそが医学的に見て**「もっとも健康的で、もっとも合理的なやせ方」**だと考えています。ぜひみなさんも、これから紹介するノウハウをしっかり実践して、自力でよい結果をつかみ取ってください。

「S」よりも「L」が高い人は脂肪肝の可能性大

さて、「スマート・メソッド」のノウハウ紹介の前に、ぜひみなさんにチェックしておいていただきたいことがあります。それは**「いまの自分が脂肪肝になっているのかどうか」**「もし脂肪肝や脂肪肝炎になっているのなら、自分はどれくらい進んでしまっているのか」という点です。

みなさんご存じのように肝臓は「沈黙の臓器」であり、脂肪肝や脂肪肝炎に特徴的な症状はありません。そのため、症状や体調変化から病気の兆候を見つけることは不可能。でも、健康診断の血液検査の数値さえ分かっていれば、脂肪肝であるかどうかの目安をつけることができます。

まず、チェックしていただきたいのが**AST（GOT）**と**ALT（GPT）**です。AS

TもALTも肝細胞内にある酵素なのですが、脂肪肝などの肝障害により肝細胞が壊れるとこれらの酵素が血液中にあふれ出します。AST、ALTの基準値はともに30U／Lです。これらの両方、もしくはいずれかが30U／L以上になっている場合は、現在進行形で肝臓の細胞が壊れているということを示しています。

また、通常はAST＞ALT（ASTのほうが値が大きい）なのですが、**脂肪肝になるとAST＜ALT（ALTのほうが値が大きい）**となります。そして、たとえAST、ALTが30U／L以下の基準範囲内であっても、ASTよりもALTのほうが高い場合は、脂肪肝である可能性が高いと言えます。該当する人は、健診で何も異常を指摘されなかったとしても脂肪肝を疑ったほうがいいでしょう。AST、ALTが10U／L台や20U／L台だったとしても決して油断することなく、早めに甘い飲み物の摂り過ぎや糖質の摂り過ぎを見直すようにすべきだと思います。

ちなみに、服のサイズはSがスモール、Lがラージですが、これと同様に（ASTの）Sよりも（ALTの）Lのほうが数値が大きかったら要注意、と覚えておくことをおすすめします。健康診断の数値というのは、なかなか頭に入らないという人が多いのですが、これだったら楽勝で覚えておくことができますね。

それと、肝臓の炎症が進んでいる人は、とくにALTが高値になる傾向があります。なかでも、**ALTが100を超えて3ケタになっているような人は、脂肪肝炎による細胞壊《え》死《し》が慢性的に続いている**と考えられます。線維化リスクも高まっているので、早急に専門医を受診して治療へ舵を切るようにしてください。決して放っておいてはいけません。「酒もたいして飲まないのに、ALTが3ケタある」といった状況は、もう黄色信号を通り越して赤信号になっていると判断したほうがいいのです。

なお、アルコールがお好きな方の中にはγ《ガンマ》－GTPの値を気にしている方も多いかもしれません。γ－GTPは肝臓でつくられて胆汁に排出される酵素で、アルコール性肝障害の目安とされています。ただ、**γ－GTPはお酒の飲み過ぎだけでなく、甘い飲み物や糖質の摂り過ぎによっても高値になります。**お酒をまったく飲まないのに、AST、ALTだけでなく、γ－GTPも高いという人も少なくありません。

また、お酒をよく飲む人も、一定期間アルコールを控えてもγ－GTPが下がってこないようなら、「非アルコール性の脂肪肝」である可能性大。要するに、お酒よりも、むしろ甘い飲み物や糖質の摂り過ぎが原因で肝機能障害が進んでいると見なしたほうがいいということになります。

自分の肝臓の状態をチェックする方法

では、「健康診断の結果を改めて見てみたら、どうやら自分も脂肪肝や脂肪肝炎がかなり進んでいるようだ」となったとしましょう。そうなったときにいちばん心配になるのは**「肝臓の線維化」が進行しているかどうか**です。

線維化があるということは、肝硬変待ったなしということ。肝硬変が悪化して黄疸などの症状が出てきたら、もう治療をしても後戻りができなくなり、肝臓移植をする以外、長く生きられる道がなくなってしまいます。誰しも「線維化があるのかどうか」「あるとしたらどれくらい進んでいるのか」は気になるところでしょう。

じつは、これも血液検査の数値さえ分かれば、自分でチェックして見当をつけることが可能なのです。

これには「FIB－4 index」という肝臓の線維化の評価システムを使います。インターネットの「肝臓検査.com」というサイト（https://kanzo-kensa.com/）では、①年齢、②AST（GOT）、③血小板、④ALT（GPT）の4つの数値を入力すれば、簡単にＦＩＢ－４ ｉｎｄｅｘの計算ができるようになっています。計算の結果、「１・３超の人は線維化が始まっている可能性あり」「２・６７以上の人は肝硬変ハイリスクの可能性あり」といったように、**自分の肝臓がどれくらいマズイ状況になっているのかの目安**を知ることができます。みなさんもほんの少しでも不安が頭をかすめたなら、一度チェックしてみるといいでしょう。

もっとも、ＦＩＢ－４ ｉｎｄｅｘをチェックするくらい脂肪肝や脂肪肝炎の状況が心配なのであれば、必ず医療機関で検査をして、確定診断を受けるようにしてください。肝臓にどれくらい脂肪がたまっているのかを見極めるには、**腹部エコー検査、ＣＴ検査、ＭＲＩ検査**などの画像検査を行なう必要があります。

脂肪肝の診断にもっとも広く用いられているのは腹部エコー検査です。エコーを撮ると、脂肪化が進んだ肝臓部分が白っぽく映ることになります。ただ、エコー検査で診断をつけることができるのは肝臓の脂肪化が30％以上進んでいる場合です。ここまで脂肪化が進んでいないケースだと、エコーではうまく映らないんですね。

逆に言えば、**腹部エコー検査で脂肪肝と診断されたなら、それは「すでに肝臓組織中の**

3割以上が脂肪になっている」という事実を突きつけられたということ。その事実は、決して甘く見ることなく、危機感を持って受け止めるべきものです。そのうえで、早め早めにしかるべき治療や対策を進めていくべきでしょう。

ちなみに、脂肪化が30%まで進んでいない場合は、肝臓組織を針で採取してチェックする「肝生検」を行なうか、もしくはフィブロスキャンなどの特殊な超音波機器を用いて診断をつけることになります。これにより肝臓に「5%以上の脂肪化」が認められれば、軽微な脂肪肝と診断されるのです。ただ、肝生検は通常入院して行なう負担のかかる検査であり、生体肝移植のドナーになるなどよほどの事情がある場合を除き、一般患者を対象としてはあまり行なわれていません。

とにかく、肝臓は「沈黙の臓器」だとはいえ、健康診断をちゃんと受けて肝機能の数値を把握していれば肝臓のおおよその健康度を推測することができますし、人間ドックなどで腹部エコー検査を定期的に受けていれば、脂肪肝が進んでいないかどうかを確認することができるわけです。

ですから、こういった**定期的な検査の機会を逃すことなく、肝臓をチェックする**姿勢が非常に大切になります。脂肪肝にしても、脂肪肝炎や肝線維化にしても、肝臓のトラブルは早く見つけて対処すればするほど事態を「大ごと」にせずに済ませられるもの。当たり前のことではありますが、他の病気と同様、肝臓を守っていくうえでいちばん重要なのは「早期発見、早期治療」なのです。

「7%減量」で肝機能が青信号に変わる!

さて、前振りが長くなってしまいましたが、いよいよスマート外来の脂肪肝改善プログラム「スマート・メソッド」の解説を始めましょう。

最初に、スマート・メソッドが前提としている原則について述べておきます。

スマート・メソッドは、単にやせて理想的な体型に近づくことを目的にしているのではありません。3か月かけて体重を減少させ、**脂肪肝や脂肪肝炎を改善させることによって、「本来あるべき健康」を取り戻す**ことを目的としたメソッドです。

もちろん、結果的にスリムな体型に変身できて大よろこびする方も大勢いらっしゃいますが、それは肝臓にたまった脂肪を落としたことで得られる「副次的効果」にすぎません。まず、その部分の大前提をはき違えないようにしてください。

減量をすれば、脂肪肝はてきめんに改善します。

先にも触れましたが、**7%の体重減少で脂肪肝や脂肪肝炎が改善し、10%の体重減少では糖尿病や肝臓の線維化が改善する**ことが報告されているのです。

この「7%減量」でわたしたちが得られるメリットは非常に大きいと思います。

ASTやALTが基準値オーバーの30U/L以上あった人は、7%減量によって値を正常範囲内に戻せるでしょう。それは、肝細胞自体の炎症が解消したという証拠。減量で肝臓から脂肪が落ちれば、炎症も自然に治まっていくのです。当然、炎症が治まれば、肝硬変や肝臓がんのリスクを減らすことにもつながります。第1章で「脂肪肝は黄色信号」「脂肪肝炎は赤信号」だと述べましたが、7%の体重減少を達成すれば、肝機能を一気に「青信号」に戻せると思ってください。

また、7%減量を達成した患者さんに話を聞くと、**体調が大きく改善したという人がとても多い**のです。体重が減って「体が軽く、よく動けるようになった」とか「階段をラクに上れるようになった」とかというのは当然なのですが、他にも「よく眠れるようになった」「腸の調子がよくなった」「体の疲れが取れやすくなった」「風邪を引かなくなった」

「肌の調子がよくなった」といった話をよく聞きます。おそらく、肝臓の機能の回復は、代謝や免疫の力をアップして人間の基本的な機能全般を向上させるようなところへつながっていくのでしょう。肝臓の細胞だけでなく、**全身の力がよみがえったかのように、日々の表情や体の動きが若々しくなっていく**方も少なくありません。

患者さんの中には、「こんなに簡単に脂肪肝を治せたうえに、こんなにも体の調子がよくなるなんて……これまでかかったどの医者も『食事に気をつけてください』くらいのことしか言わなかった……尾形先生に出会ってこのメソッドをやっていなかったら、自分はずっと体調が悪いままだったでしょうし、一生涯太った脂肪肝患者のままだったでしょう」とおっしゃる人もいました。

つまり、7％減量で脂肪肝を改善すれば、それくらい大きく体の健康コンディションが変わるのです。

7％減量ということは、仮に体重80kgの人であれば、5・6kgの減量達成で脂肪肝が改善するということ。しかも、この減量達成の際にBMIが25以上あってまだ軽度肥満に該当していたとしても、ちゃんと脂肪肝は改善することが分かっています。とにかく、**現在の体重から7％分減らせればOK**だということですね。

ですから、みなさんもご自身の体重に7%を当てはめて、減量の目標を設定してください。そして、この減量目標を達成して、黄色信号や赤信号だった肝臓の状態を「青信号」へと変えていきましょう。

無理なくやせられる「1・2・3の法則」

では、この7%分の体重をどれくらいの期間で落とせばいいのか。

スマート外来では、「**1か月で2kg減量、それを3か月継続して6kg減量を達成し、その体重を6か月間維持していく**」というかたちを原則にしています。これは現体重80kgの方をモデルケースとした目標ですが、「1か月で2kg減、3か月で6kg減」でいけば、3か月目には「7%減量」を十分にクリアできることになりますよね。私は、この「1か月、2kg、3か月」の目安を気軽に取り組んでもらえるよう、覚えやすくして「1・2・3の法則」と呼んでいます。

そして、この「1・2・3の法則」は、心身に負担をかけることなく、無理なく健康に減量をするのにもっとも適したラインなのです。

1か月に落とす体重が2kg程度であれば、体に負担がかかることはほとんどありません。

一方、1か月に3kg以上体重を落とすと、多くの場合、筋肉量や体内水分量が一緒に大きく落ちるため、かえって代謝が低下してしまうことになります。しかも、心身にかかるストレスも大きくなるため、リバウンドをする可能性がたいへん高くなるのです。

また、**筋肉量が落ちるということは脂肪をストックしておく倉庫の量が少なくなるということ**でもあり、そうするとより多くの負担が肝臓にかかることになってしまいます。ですから、もっと減らそうと欲張りすぎず、1か月で2kg減のペースを守るくらいが減量にはいちばんちょうどいいのです。

それに、これまでスマート・メソッドに取り組んできた方々の例を分析すると、**「最初の1か月で2kg減」を達成できた人は、ほぼ全員が3か月で「7%減量」に成功している**ことが分かりました。

これは、最初の1か月でがんばって「やせるレール」に乗ってしまえば、ほぼ確実に成功を手にできるということ。つまり、「1・2・3の法則」をしっかり守って7%減量を目指していくのが、健康にやせて、肝臓の健康をよみがえらせていくいちばんの「近道」と言っていいのです。

なお、日々の体重の測り方ですが、人の体重は1日の中でも変動しているので、必ずい

●スマート・メソッドの目標（1・2・3の法則）

減量目標：自分の体重×0.07

例：80kg×0.07=5.6kg

1か月につきマイナス2kgを
3か月続ける＝マイナス6kg

減らす体重は1か月で2kg程度
体重を測る時間を決めておきましょう！

つも同じ時間に測るようにしてください。朝と夜の体重差は1～2kg。朝起きてトイレに行った後がもっとも軽く、夕食を食べた後がもっとも重くなっているのが普通です。また、朝に測るにしても、朝食を食べる前と食べた後では体重が変わりますし、飲水量や発汗量、便通の有無によっても日によって体重が変動します。ですから、なるべく**「測る時間」「測るシチュエーション」を変えずに測定するの**を心がけるといいでしょう。

それと、毎日測った体重の数値を日々記録するようにしてください。スマート外来では専用の体重記録表をお渡ししているのですが、手帳やカレンダー、スマホアプリなどで記録をしていくのでも構いません。最近は無料で使える体重管理アプリも増えているので、うまく活用して日々の体重変動をグラフにして「見える化」していくのがおすすめです。

「目標」がしっかり見えていると、人は本気モードで取り組むものです。だから、1か月勝負、3か月勝負の短期決戦のつもりで、**「1か月で2kg減」「3か月で7%減」の目標を頭の中にしっかり掲げて取り組む**ようにするといいでしょう。ぜひ、決して焦ることなく、かといってあまりのんびりしすぎることもなく、1日1日着実に実践して目標を達成するようにしてください。

スマート・メソッド「3つのルール」と「5つの習慣」

スマート外来のダイエット・メソッドには、必ず守ってほしい「3つのルール」と、なるべく身につけてほしい「5つの習慣」があります。次に掲げるのが、そのラインナップです。

ルール1：飲み物は水・お茶・ブラックコーヒー

ルール2：ごはんの量を半分に
ルール3：野菜はいままでの2倍食べる

習慣1：たんぱく質はしっかり摂る（大豆・魚・鶏肉優先）
習慣2：超加工食品を減らす
習慣3：水を1日1・5ℓ飲む
習慣4：夕食を早めに摂って空腹の時間を長くする
習慣5：1日10分以上の運動をする

ルール1〜3は、スマート・メソッドの「3本柱」です。先に言ってしまうなら、この3つのルールを100％守っていただければ、もうそれだけで成功は約束されたようなものだと思います。

そして、3本柱の中でも必ず厳守していただきたいのが「ルール1：飲み物は水・お茶・ブラックコーヒー」です。要するに、これを機に「**甘い飲み物とは縁を切りなさい**」ということ。これをしっかり徹底していただければ、ルール2とルール3は80点でも構いません。とにかく、「7％減量」と「脂肪肝撃退」の成否のカギは、この3つのルールをどれだけ実践できるかにかかっていると言っていいでしょう。

一方、習慣1〜5は、スマート・メソッドの効果を引き上げたり効率をよくしたりするために**「できるだけがんばってほしい」**という項目です。必ずしも「絶対に守らなきゃいけない」というわけではありませんが、これらの習慣を身につければ、よりスムーズに減量できるし、よりスムーズに肝臓の健康を取り戻すことができるでしょう。今後のためにも、習慣づけておいて絶対にソンはないと思います。

それでは、次項からは、「3つのルール」と「5つの習慣」を順に解説していくことにしましょう。

〈ルール1〉飲み物は水・お茶・ブラックコーヒー

これまで述べてきたように、脂肪肝や脂肪肝炎を進ませてしまういちばんの原因は「甘い飲み物の日常的摂取」です。

だから、まずはその「最大の原因」を取り払わなくてはなりません。そのため、スマート外来では、**甘い飲み物は一切禁止**。口にする飲み物は、水（水道水、ミネラルウォーター、無糖の炭酸水)、無糖のお茶(緑茶、紅茶、烏龍茶)、ブラックコーヒーに限定することになります。

なお、**「糖質ゼロ」はもちろんのこととして、カロリーもゼロの飲料**をセレクトするようにしてください。

たとえば、**牛乳や豆乳も、日常的に摂取するのは避けたほうがいい**でしょう。牛乳や豆乳には「乳糖」が含まれていますし、それなりのカロリー量があります。料理に利用したりするのは別に構いませんが、飲み物として日常的に飲んでいると体重の増加につながりかねません。少なくともスマート・メソッドで減量している期間は、飲み物は「糖質ゼロ」のみならず「カロリーゼロ」を徹底しましょう。

ルール1についてのよくある質問は、「ゼロカロリーの人工甘味料が含まれている飲み物は飲んでもいいのですか?」というものです。たしかに、いまは「カロリーゼロ」と銘打った甘い清涼飲料水も数多く売られていますよね。

ただ、スマート外来では、こうした**人工甘味料を使った甘い飲み物もNGと**しています。いまのところ「人工甘味料が人体に弊害をもたらす」という確固たるエビデンスはないのですが、「甘く感じる飲み物」はすべてやめておくほうがいい。たとえ糖質は入っていなくても「甘く感じる」というだけで食欲が増してしまうことにつながります。少なくとも**減量にプラスになるような要素はない**ので、人工甘味料を使った飲料を含めて「甘い飲み物はすべてストップ」としてしまうほうがいいでしょう。

そして、こうした点を突き詰めていくと、日常的に摂取していい飲料は「水」「無糖のお茶」「ブラックコーヒー」に絞られてくるわけです。これまで甘い飲み物を含めさまざまな味の飲料に親しんできた方は、この3つに絞られると、最初、少し淋しく感じるかもしれません。

でも、慣れてしまえば、まったくもってノー・プロブレム。飽きることもありません。いまはミネラルウォーター、無糖炭酸水、無糖のお茶にもいろんなタイプのものが売られています。

お茶はカフェインのあるなしは問いません。コーヒーもこだわり始めると切りがないほど奥深い世界です。自分の好みや生活スタイルに合わせて選んで飲むようにすれば、水、お茶、ブラックコーヒーだけで十分楽しめるし、これで〝すべて事足りる〟ということが分かるはずです。たぶん、ほんの2、3日で「こっちのほうが普通なんだ」と感じられるようになるでしょう。

スマート外来では、「それまで毎日のように甘い飲み物を飲んできた」という脂肪肝・脂肪肝炎の患者さんが、**「水・お茶・ブラックコーヒー」の生活に切り替えただけで1か月で肝機能を正常化**することに成功しています。

つまり、それくらい甘い飲み物が肝臓に大きな影響をもたらしていたということです。前にも述べたように、肝臓にしてみれば、甘い飲み物は自分を脂肪まみれにしてしまう〝毒〟のようなもの。しかし、その〝毒〟を飲むのを中止すれば、それだけで肝臓は生き返ったように元気を回復し、勝手に正常機能を取り戻すようになっていくものなのです。

〈ルール2〉ごはんの量を半分に

ルール2は、ごはんやパン、麺類など、糖質とのつき合い方についてです。スマート外来では、主食の精製糖質（白米、白パン、麺類）を**これまで食べてきた量の半分にすること**からスタートするよう指導しています。

たとえば、これまでいつもごはんをお代わりしていた人は、2杯を1杯にする、これまでごはんを山盛り1杯食べてきた人は、そのごはんの量を半分にする。それだけで、減量や脂肪肝改善に大きな効果が現われるはずです。

ただ、**ごはんやパンはゼロにしてはいけません**。糖質は摂り過ぎは禁物ですが、体や脳を動かすエネルギーとして必要不可欠な栄養素。ゼロにするのではなく、少なめの適量をちゃんと摂取する姿勢が大事なのです。

では、1食で摂るごはんはいったいどれくらいが適量なのか。スマート外来では、コンビニのおにぎり1個分に相当する「**ごはん約100g（糖質約35・6g）**」を目安にすることを推奨しています。お茶碗1杯分のごはんがだいたい150g（糖質約53・4g）なので、100gのごはんの量はお茶碗3分の2くらいとなります。ですから、「コンビニおにぎり1個分まで」「お茶碗3分の2まで」としっかり頭に入れておいて、ごはんの量を減らしていくといいでしょう。

ちなみにこの1食分の目安は、**食パンなら6枚切り約1・5枚、フランスパンなら2、3切れ、おもちなら約1・5個**となります（次ページに主な主食の糖質量を掲載してありますので参考にしてください）。自分がどれくらいの量の主食を摂っているかをつかむことはとても大切なので、慣れるまではキッチンスケールで重さを測ったうえで実践するようにしていくといいでしょう。

また、1日の活動量や運動量が少ない人は、ごはんの量をもうちょっと減らして約70g

●スマート・メソッドで推奨している糖質量

〈1食で摂るごはんの量の目安〉

おにぎり
1個

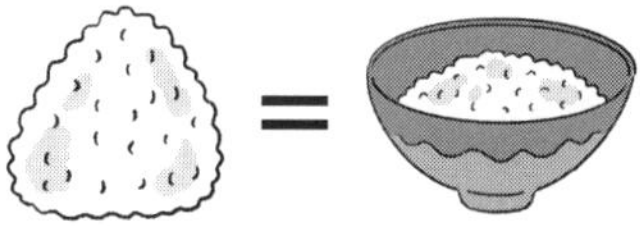

茶碗約2/3杯

ごはん 100g = 糖質量 35.6g

〈主な主食の糖質量〉

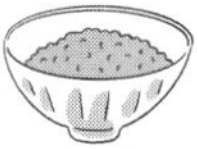

玄米
34.2g／100g
（1食分=茶碗約2/3杯）

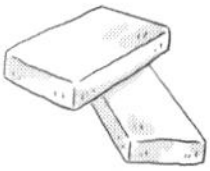

もち
50.3g／100g
（1食分=約1.5個）

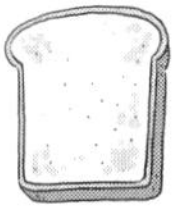

食パン
42.2g／100g
（1食分=6枚切り約1.5枚）

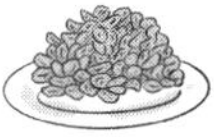

コーンフレーク
81.2g／100g
（1食分=約1と1/2カップ）

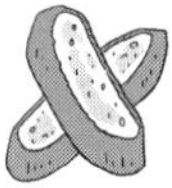

フランスパン
54.8g／100g
（1食分=2、3切れ）

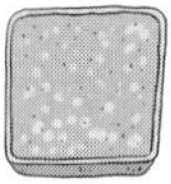

全粒粉パン
41g／100g
（1食分=6枚切り約1.5枚）

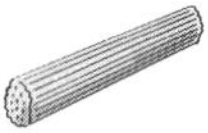

スパゲティー（乾燥）
67.7g／100g
（1食分=約53g）

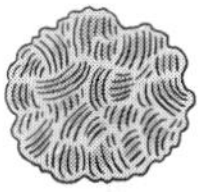

中華麺（蒸し）
32.5g／100g
（1食分=約2/3袋）

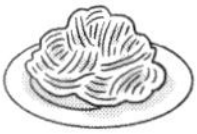

うどん（ゆで）
20.3g／100g
（1食分=約1袋）

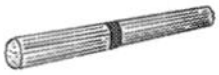

そうめん（乾燥）
70.2g／100g
（1食分=約1束）

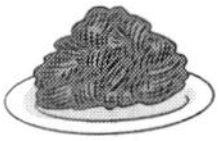

そば（ゆで）
23.1g／100g
（1食分=約1袋）

主な主食食品の100g当たりの糖質量を紹介しています。1食当たり（糖質35.6g）の目安量を（ ）内に記載しています。

（糖質約25ｇ）にしてもＯＫです。これは、だいたいお茶碗半分のごはん量。こうした場合、お茶碗のサイズを小ぶりなものにするなどの工夫をすれば、視覚的に少ないと感じることもなく、無理せず続けられると思います。

それと、これを機会に食事の考え方そのものを**「ごはん中心」から「おかず中心」へと**切り替えることをおすすめします。

これまで、日本の食習慣では「ごはんを食べること」が最優先にされてきました。とくに年配の方々は、「ごはんを食べるために、おかずを食べている」という固定観念を抱いている人が少なくないでしょう。なかには、「まだおかずが残っているから、ごはんをお代わりしよう」といった行動をとる人もいるかもしれません。

でも、こういう**「ごはん中心の考え方」が、糖質の過剰摂取を招く原因のひとつ**になっているのです。昔は農作業や肉体労働で日中に汗を流して活動をする人が多く、そういう場合はごはんを多く食べて、糖質エネルギーをしっかり摂っていてもよかったのです。でも、現代では、日中の活動量が減り、食生活も豊かになり、放っておいてもエネルギー過剰になる人が増えました。つまり、昔と同じような「ごはん中心の食事」をしていると、それだけで糖質過剰になるようになってきたのです。

だから、これからは食の考えを「ごはん中心」から「おかず中心」に変え、おかずを「メイン」、ごはんを「サブ」にしていくべき。手作りのお弁当を例に挙げれば、これまでは「ごはん7割、おかず3割」だったのを逆転させて、**「おかず7割、ごはん3割」**にしていくような感じでしょうか。

なお、こういう頭の切り替えを行なって、ごはんやパンで摂る糖質量を抑えていけば、他はそんなに細かく気にしなくてもいいでしょう。糖質制限をしている人の中には、ジャガイモやニンジン、カボチャの摂取を気にしたり、ポテトサラダやポテトフライ、コーンバターを食べないようにしていたりする人も多いようですが、そういうふうに**〝糖質を目の敵にして〟食生活から締め出す必要はない**と思います。もちろん、ケーキやお菓子、ジャンクフードなどの摂り過ぎもいけないのですが、私はそれらに関してもあまり締めつけすぎないほうがいいと考えています。

また、日々の料理に使用する砂糖の量を減らそうとする人もいますが、それもさほど気を使わなくても構いません。砂糖の使用に関してもすべてゼロにしようとするのではなく、「ちょっと控えめにしよう」というスタンスでいればOKです。どうしても料理での砂糖の使用量が気になる人は、砂糖の代わりに**羅漢果《ラカンカ》やステビア、エリスリトールなどの甘味料**を使って甘味を出すなどの工夫をするといいかもしれません。

あと、ひとつつけ加えておくと、そもそも**糖質は、減らせば減らすほどいいというわけではありません**。だから、あまり「減らすこと」に前のめりになりすぎないよう注意すべきです。むしろ逆に、「適正な量」「少なめの量」の糖質はちゃんと摂るように心がけておくべきでしょう。

甘い飲み物をやめたうえで、主食のごはんやパンを半分にしていれば、「糖質量を適正化する」という目的は、もうすでに十分達成されているはずであり、私は、それ以上の糖質カットはさほど気にしなくていいと考えています。

それに、私は「糖質制限」という言葉があまり好きではありません。もちろん、スマート・メソッドでも糖質摂取を控えめにする指導を行なってはいるのですが、それは糖質という栄養を「制限」して我慢させているのではなく、あくまで**「日々たくさん摂り過ぎている状態」を「正常な状態」に戻しているだけ**だと考えています。大事なのは「量の適正化」であって、決して「糖質を摂るな」とすすめているわけではないのです。

ですから、せっかくお寿司屋さんに行ったのにシャリを食べないなんていうことはしなくていいし、ラーメン屋さんに行って麺を残すなんていうこともしなくていい。普段の食事で適正な糖質量をキープすることができていれば、たまの外食時などにごはんやパン、麺類を摂り過ぎるようなことがあってもまったく構いません。

ぜひみなさんも、そこの部分をはき違えないように注意しながら、うまく主食の糖質とつき合っていくようにしてください。

〈ルール3〉野菜はいままでの2倍食べる

スマート・メソッドでごはんやパンを半分に減らしたら、**必ず野菜の摂取量をこれまでの倍に増やしてください**。「ごはんを2分の1にする」のと「野菜を2倍にする」のとは、セットで考えるといいでしょう。

理由はふたつあります。ひとつは、野菜を多く食べると食物繊維が胃腸の中で長く留まって**満腹感が継続するようになる**から。これにより、ごはんを半分に減らしても苦痛ではなくなるのです。

もうひとつは、野菜の食物繊維をたくさん摂ることで**便秘を防ぐことができる**から。食物繊維はごはんやパンにも含まれているので、これらを半分に減らすと、減らした以上に食物繊維を摂らないとてきめんに便秘になってしまいます。後で述べますが、便秘は腸内に腐敗毒素を生じさせて、解毒の役目を果たしている肝臓に大きな負担をかけることにもなります。だから、野菜をこれまでの量の2倍食べて食物繊維を増やし、便秘を防いでいく必要があるのです。

それに、**脂肪肝や肥満を抱える患者さんには、もともと食物繊維が不足している傾向があります**。スマート外来を受診した患者さんの野菜摂取量を調べてみたら、日本人の推奨摂取量の約半分でした。おそらくみなさんの中にも、野菜不足に心当たりがある方が少なくないでしょう。

では、「2倍」といっても具体的にどれくらい食べればいいのか。

これについては「1日に少なくとも350g以上」の野菜を食べることをおすすめしています。次ページの例に示したように、1回の食事で食べる野菜を1皿70gと換算して、1日に5、6皿食べるのが目標となります。

例にもあるように、**野菜は必ずしも生で摂る必要はありません**。サラダだけでなく、具だくさんのみそ汁や野菜スープ、野菜炒めなどを毎日摂るようにしていれば、わりと「1日350g」はすんなりとクリアできるもの。緑黄色野菜と淡色野菜をバランスよく組み

●野菜を1日に350g以上食べる例

朝、昼、夕食に、1皿70g以上の野菜を
1日に5、6皿（以上）食べるように心がけましょう。

朝食

1皿分：具だくさんみそ汁

納豆ごはん、味付きめかぶ、オクラとえのきたけたっぷりのみそ汁です。ごはんは100gを目安にしましょう。

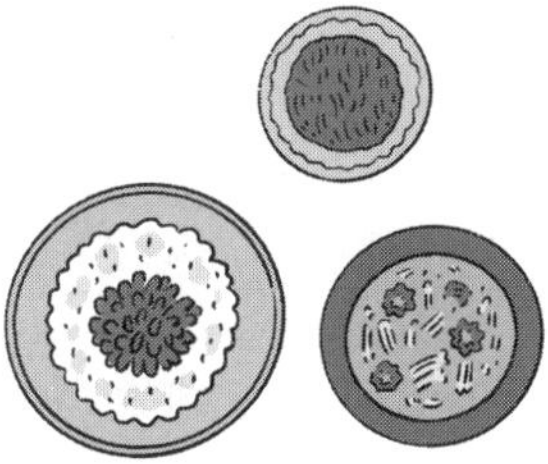

昼食

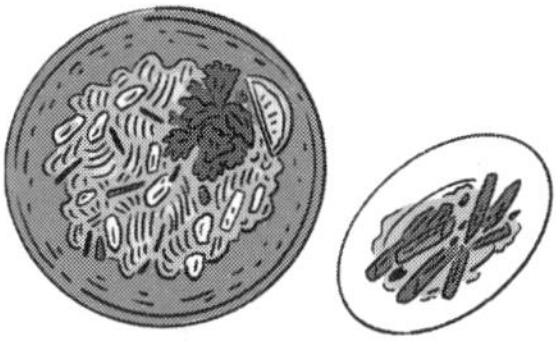

2皿分：糖質0麺のパッタイ風、いんげんとオクラのサブジ

糖質0麺ににら、玉ねぎ、もやしをたっぷり入れてナンプラーとオイスターソースでタイ風に味付けします。サブジはにんにくとカレー粉で蒸し煮にしたものです。

夕食

2皿分：たらのみぞれ鍋、菜飯

温かいごはん100gにゆでた小松菜50gを加えた菜飯と、たらと白菜の小鍋に大根おろしをたっぷり入れたみぞれ鍋で、野菜がたくさん摂れます。

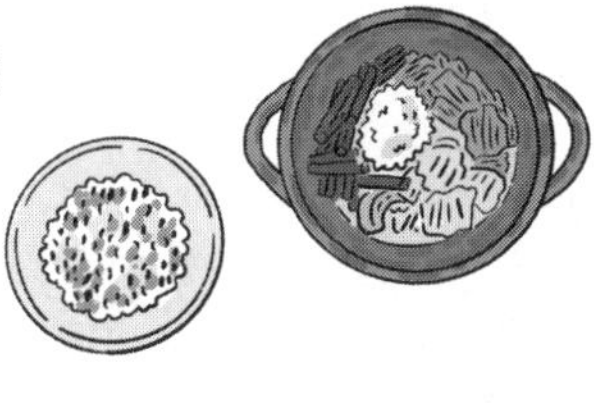

レシピ・献立考案：管理栄養士　牧野直子

出典：『肝臓から脂肪を落とす！ 肝活レシピ』（尾形 哲・牧野直子、新星出版社）

合わせていけば、食物繊維以外にもビタミンやミネラルなどの栄養素を効率よく摂取できることでしょう。

これを継続していけば、腸内環境が改善して、減量も脂肪肝治療もスムーズに進んでいくはずです。ぜひ、**「野菜の力でやせる」「野菜の力で肝臓をよくする」**というつもりで日々モリモリ食べるようにしてください。

〈習慣1〉たんぱく質はしっかり摂る（大豆・魚・鶏肉優先）

ここからは「5つの習慣」です。

まずは、たんぱく質の摂り方について。みなさんご存じのように、**たんぱく質は筋肉を維持するのに不可欠の栄養素**です。たんぱく質をあまり摂らずにダイエットをすると、筋肉量が落ち、代謝が低下してやせにくい体になってしまうため、とくに減量中はしっかりたんぱく質を摂取しなくてはなりません。

また、肝臓にとっても、筋肉量を落とさないことは重要です。後述しますが、肝臓と筋肉には糖エネルギーをグリコーゲンというかたちでストックする役目があり、筋肉量が減ってしまうと、貯蔵先が減る分、肝臓に多くの負担がかかることになります。すなわち、

● 常備したいたんぱく質「神セブン」

効率よくたんぱく質が摂れる優秀な
食材を7つ紹介します。
常備しておきたい「神セブン」です。

1 納豆

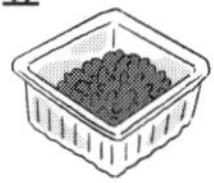

健康効果は盛りだくさん。食物繊維も豊富な優秀食材。

2 豆腐

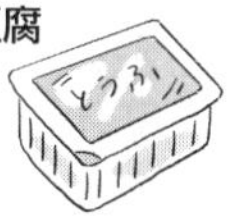

冷ややっこやみそ汁はもちろん、麻婆豆腐やゴーヤチャンプルーにしても。

3 ゆで卵

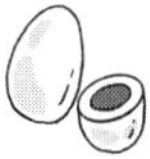

コレステロールが気になる人も、1日2個なら食べても問題ナシ。

4 サラダチキン

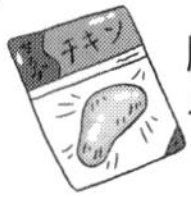

脂肪が少なく、しっかりたんぱく質を摂れる。そのまま食べられる優秀食材。

5 ツナ缶

何にでも合わせられるオールマイティー食材。

6 さば缶

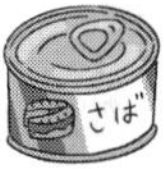

そのまま食べてもいいし、スープやみそ汁、鍋にしてもOK。

7 チーズ

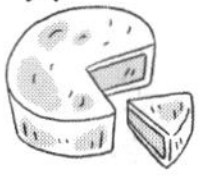

乳酸菌などを含む発酵食品。とくにナチュラルチーズがおすすめ。

脂肪肝を防いで健康な肝臓をキープしていくためにも、日々たんぱく質を摂って筋肉を維持していくことが大事なのです。

では、どれくらいの量のたんぱく質を摂ればいいのか。

1日の量の目安は、最低でも**現在の自分の体重（kg）と同じグラム数の量のたんぱく質食品を摂る**ようにしてください。上限は、その1・3倍の量です。つまり、体重70kgの人なら、1日に70g以上、91gまで。体重80kgの人なら、1日に80g以上、104gまでということ。**たんぱく質は一度にたくさん摂取してもすべてを吸収することができない**ので、1日の量を3回に分散させて食べるのがかしこい摂り方になります。

なお、どんな食べ物からたんぱく質を摂るかについては、**大豆食品、魚、鶏肉を優先する**ことをおすすめします。最優先は良質な植物性たんぱくが摂れる大豆です。魚の脂にはDHAやEPAといった血液サラサラ成分が豊富ですし、鶏肉ならたんぱく質をしっかり摂って脂肪分を少なく抑えることができます。169ページには、私がスマート外来でおすすめしているたんぱく質7食品を「常備しておきたい〝神セブン〟」として紹介していますので、ぜひ参考にしてください。

ところで、「牛肉や豚肉がリストに入っていないな」と思っている方も多いでしょう。

牛肉や豚肉には飽和脂肪酸が多く含まれています。先にも述べたように、口から入る脂肪は（糖質に比べれば）肝臓にそう大きな害をもたらすことはありません。ただ、こと脂肪肝の改善を目指すのであれば、一応、口から入る脂肪分も少なく抑えておくに越したことはないと思います。

別に、牛肉や豚肉を食べないほうがいいというわけではありませんし、たまに食べるのはまったく問題ありません。まあ、焼肉パーティーとかバーベキューとかで「たくさん食べるのは控えておこう」という姿勢でいれば、それでOKではないでしょうか。

〈習慣2〉超加工食品を減らす

「超加工食品」とは、糖分、塩分、脂肪分を多く含み、工業的な過程で加工されてつくられた食品を指します。多くの場合、硬化油、添加糖、香味料、乳化剤、保存料といったさまざまな食品添加物が加えられ、日持ちをよくしたり、常温保存を可能にしたりしてあるのが一般的です。具体的に挙げると、スナック菓子、カップ麺、菓子パン、ケーキ、クッキー、ドーナツ、ミートボール、チキンナゲット……といったように、**スーパーやコンビニで売られている非常に多くの商品が超加工食品に該当**します。

こうした超加工食品には、前章で述べた「果糖ブドウ糖液糖」が使用されているものが多く、肝臓の脂肪化に多大な影響をもたらしています。また、超加工食品が肥満を促進する大きな原因となることも分かっています。

ここで実際の研究を紹介しておきましょう。アメリカ国立衛生研究所の研究チームは、被験者の男女20人に対し、「超加工食品」と「最小加工食品」を2週間ごとに摂取してもらう実験をしました。その結果、超加工食品を食べたときのほうが1日平均500kcal多く摂取し、体重も増加したのです。つまり、超加工食品のほうが食べ過ぎてしまいやすく、太りやすいことが明らかになったわけですね。

「やめられない、止まらない」と言いますが、**超加工食品の多くは、食べ始めるとやめられなくなるように、糖分、塩分、脂肪分などが絶妙に調整されてつくられています。**ついついハマってしまうように設計されているわけですね。だから、どうしても食べ過ぎて太る原因になってしまうのです。

こうした超加工食品はわたしたちにとってあまりに身近な食べ物になってしまっているため、いますぐゼロにするのは難しいかもしれません。ただ、スナック菓子やカップ麺を多少控えるくらいのことならできるはず。脂肪肝の早期撃退のためにも、日頃よく食べている**超加工食品をまず半分にする**ことからスタートしてみてはどうでしょうか。

〈習慣3〉水を1日1・5ℓ飲む

私は、スマート外来にいらっしゃる患者さんには、1日に1・5ℓ以上の水を飲むことをすすめています。

まず、朝起きたらコップ1杯の水を飲む。また、朝、昼、晩、食事を摂る前にも必ず1杯の水を飲む。さらに、それ以外の時間帯にも小まめに水を飲むようにする。そうやって意識的に摂取して、1日トータルで1・5ℓ以上の水を飲むのです。1日で500mℓペットボトルの水を3本消費するという感覚でも構いません。

いったいどうして、そんなに「水飲み」をすすめるのか。理由はふたつあります。

ひとつめの理由は、**肝臓の血流量を保つ必要があるから**です。

人体の一大化学工場である肝臓は、常時大量の水分を必要としています。その水分は血流として入ってくるわけですが、なかでも重要なのが、腸から肝臓へ入ってくる「門脈」という太い血管の血流量です。つまり、肝臓の血流量を増やすには、門脈の血流量を増やす必要があり、そのためには、小まめに水を飲んでせっせと腸内へ水分を送り込んでいく必要があるというわけ。肝臓という巨大工場がスムーズに稼働するには、この水分供給が必要不可欠なのです。

もうひとつの理由は、**水を飲むほうが脂肪が蓄積しにくくなるからです。**

じつは、**食事前に水を飲むと、血液中の塩分濃度が下がり、同じものを食べても脂肪が蓄積しにくくなる**ことが分かっているのです。これには、人類の生き残り戦略が関係しています。飢餓状態になると人体は脂肪をためようとする方向へスイッチするのですが、脱水状態になると飢餓状態と同様に脂肪をためようとするスイッチが入りやすくなるのです。だから、食べる前に水を飲むと脱水状態が解消されて、そのスイッチが入りにくくなる。同じものを食べても、食べる前に水を飲むのと飲まないのとで、脂肪の蓄積しやすさに差がつくことになるわけです。

こうした水飲みは「**ウォーターローディング**」という名前もついていて、ダイエットに有効に作用するとされています。しかも、食事前に水を飲めば、胃がふくらんで食欲を抑える働きも期待できますし、空腹時に水を飲めば、空腹感を抑える働きも期待できます。単に「水をよく飲む」というだけですが、その習慣を身につけるだけで脂肪肝解消や減量成功に役立つであろういくつもの効果をプラスすることができるわけです。この「プラス効果」を利用しない手はありませんよね。

このウォーターローディングは、**どんな水を飲むのでも構いません。ミネラルウォーターでも炭酸水でも水道水でもＯＫ。**水の代わりにお茶を飲むのもいいでしょう。最近人気上昇中の無糖炭酸水なら、食前に飲めば、空腹感を軽減させて食欲を抑える効果も期待できます。

とにかく、減量をするなら水を飲むほうがいい。よく「水を飲むとそれだけで体重が増えるから」と言ってダイエット中にあまり水を飲まない人がいますが、それはまったくの逆効果でしかありません。ぜひみなさんも、水を味方につけて、効率よく体重を減らし、脂肪肝を改善させていくようにしてください。

〈習慣４〉夕食を早めに摂って空腹の時間を長くする

健康に減量をしたい人が必ず知っておいたほうがいい体のメカニズムがあります。それが「**糖新生**」です。

この糖新生は、空腹状態が長く続いて細胞のエネルギーが枯渇してきたときに、蓄えた脂肪や筋肉を分解・変換してブドウ糖をつくり出し、エネルギーとして利用するシステムです。

要するに、おなかペコペコでブドウ糖エネルギーがなかなか入ってこない状況になると、**肝臓が自動的に「いま体内にあるエネルギーで何とかしよう」というモードに入る**のです。

すると、まず筋肉と肝臓に蓄えられたグリコーゲンがブドウ糖に変換され、その利用が始まると、さらに体内の中性脂肪がブドウ糖に変えられて、エネルギーが絞り出されることになります。だから、意識的に空腹の時間を長くとるようにすれば、この糖新生システムを働かせて、脂肪が勝手に消費される状況をつくることができるわけです。

もっとも、**脂肪肝の人や肥満の人は、この糖新生の能力自体が落ちている**可能性があります。現代においては、食べたいものがすぐ手に入り、とくに体にたくさん脂肪を蓄えた人は、起きている間じゅうのべつまくなしに食べたいものを口に入れてしまっている傾向が顕著です。

こうした食生活を続けていると、糖新生もほとんど発動されず、空腹に耐える機能が弱ってしまうと考えられているのです。そして、空腹に耐える機能が弱ってくると、食べてもすぐにおなかが空いてしまい、ついついスナック菓子やおせんべいなどを口に放り込んでしまうことに……。これでは脂肪が蓄積して太っていく悪循環から逃れられなくなってしまいますよね。

では、いったいどうすればいいのか。

それには、**空腹を感じる習慣をつけなくてはなりません**。いちばんいいのは、夕食を早い時間に済ませて、翌朝まで空腹の状態を保つこと。そうすると、夜寝ている時間帯にエネルギーが枯渇してきて糖新生を発動させられます。睡眠中であれば空腹感に悩まされることもなく、より好都合なのです。

問題はどれくらいの時間を空ければいいのかという点ですが、できることなら、**夕食から朝食まで12時間は空けたい**ところ。夕食を18時に摂って朝食を翌6時に摂れば、ちょうど12時間ですよね。

もっとも、仕事で帰りが遅い人や夜勤がある人の場合、「そんなの絶対にムリ」という方々も多いでしょう。そういう方々は、「寝る2時間前までには夕食を食べ終える」「夜22時以降になったら食べない」といったように自分の生活パターンに合わせて自分なりのルールを決めて、なるべく「空腹になる時間」を長くとるようにしてみてください。少なくとも「夜遅くにがっつり食べてすぐに寝てしまう」という習慣は極力やめるようにすることをおすすめします。

とにかく、夜、空腹時間を長くとっていれば、翌朝、気持ちがいいほどに「ああ、おなかが空いた！」という感覚を得られるはずです。そういうふうに**「正常な空腹感」を感じられるのは、脂肪肝が改善してきているサイン**だと言ってもいいでしょう。

逆から言えば、そういう健康な空腹を感じられないような食生活を続けていては、一向に脂肪肝は改善しません。糖新生を引き起こして、脂肪が勝手にエネルギー化していくような流れをつくっていかないと、減量もなかなかうまく進みませんし、肝臓の脂肪もなかなかスムーズに減っていってくれないのです。

なお、糖新生システムを稼働させるには、ひとつ注意点があります。グリコーゲンや脂肪をブドウ糖に変えるシステムが働き出すと、（脂肪だけでなく）筋肉量が落ちやすくなってしまうのです。だから、**ダイエットと並行して、筋トレなどの運動を行なうのが必須**。どんな運動をすればいいのかについては、次項で述べることにしましょう。

〈習慣5〉1日10分以上の運動をする

スマート・メソッドでは、1日に10分以上の運動を行なうことを推奨しています。ただ、ここで行なう**運動の目的は「やせるため」というよりも、むしろ「筋肉量をキープして、太りにくい体にするため」**だと考えてください。

減量や脂肪肝解消に大きな効果をもたらすのは、あくまで食習慣の改善です。**運動は、食習慣改善をより効率よく進めるためのサポート役**のようなもの。もっとも、「絶対に欠かせないサポート役」だと言っていいでしょう。

とりわけ、ダイエットで減量をしている期間は、運動によるサポートが不可欠です。みなさんご存じだと思いますが、食事量を極端に減らすような「食べないダイエット」をしていると、体脂肪が減るだけでなく筋肉量が減ってしまいます。筋肉量が減ってしまうと、代謝が落ちて以前よりもいっそう太りやすくやせにくい体になってしまうことに……。だから、運動による筋肉量キープは、太りにくい体をつくって減量を成功させるには、避けて通れない道と思っておくほうがいいでしょう。

では、どんな運動をどれくらい行なえばいいのか。

別に息が上がるような激しい運動は必要ありません。**簡単な筋トレと軽めの有酸素運動を1日10分以上行なう**のを目安にしてください。

筋トレと有酸素運動、1日に両方とも行なうのがベストですが、どちらか一方を数日続けたり、1日1日交互に行なったりするのでも構いません。

また、運動をするタイミングは、**「食事の前か後の30分以内」に行なう**のをおすすめしています。

食事の前後30分に運動を行なうと、筋肉内のグリコーゲンが消費されて、食後の血糖値の上昇のピークを下げることができます。血糖値の上昇を抑えられれば、インスリンの分泌量も減り、その分、脂肪蓄積を抑えられることにつながります。

ほんの10回スクワットをした程度でも、血糖値の上昇具合は大きく変わるので、ぜひ食事の前後の運動を習慣づけていくといいでしょう。

なお、具体的な運動メニューはたくさんあるのですが、ここでは「筋トレ」と「有酸素運動」の代表的なメニューをひとつずつ紹介することにします。

ぜひみなさん、日々継続的に取り組んで、運動の力をうまく活かして、減量や脂肪肝改善を成功させていくようにしてください。

〈スロースクワット〉

筋肉量をキープするには、**体の中の「大きな筋肉」に負荷をかけるのが効果的**です。人

● スロースクワット

① 足を肩幅より少し広めに開いて立つ

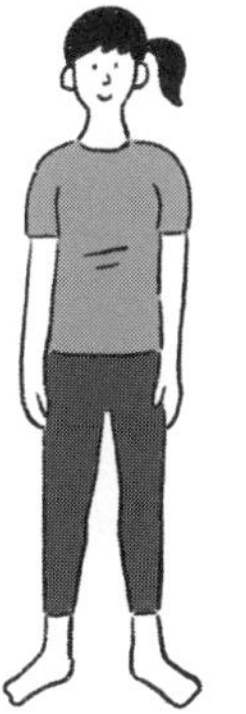

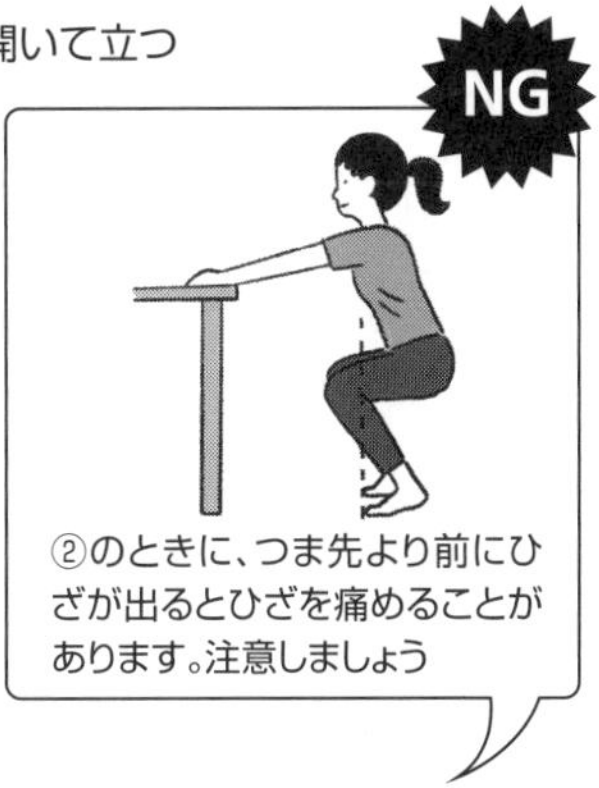
NG
②のときに、つま先より前にひざが出るとひざを痛めることがあります。注意しましょう

②
7秒かけてゆっくりと
ひざを曲げ、床と太ももが
平行になるまでしゃがむ

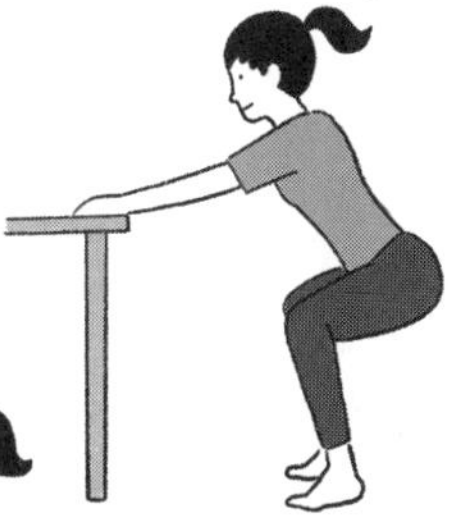

③ 7秒かけてゆっくりと
ひざを伸ばし、
①の状態に戻す

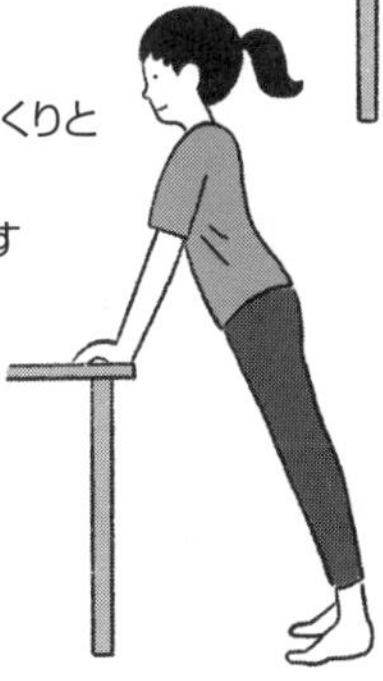

10回1セット
2、3セット
目標

①〜③の動作を繰り返す

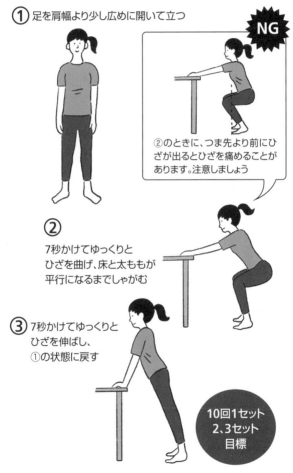

体の大きな筋肉は、大腿四頭筋《だいたいしとうきん》、大臀筋《だいでんきん》、腹筋、脊柱起立筋《せきちゅうきりつきん》、ふくらはぎの筋肉など、下半身に集中しているのですが、このスロースクワットは、これらの**「下半身の大きな筋肉」を効率的に鍛えることのできるメニュー**です。

行なう手順は次の通りです。

①足を肩幅より少し広めに開いて立つ
②7秒かけてゆっくりとひざを曲げ、床と太ももが平行になるまでしゃがむ
③7秒かけてゆっくりとひざを伸ばし、①の状態に戻す

この①〜③の動作を繰り返し、10回1セットとして、2、3セット行なってください。セットの間は1〜2分の休憩を挟んで構いません。

なお、運動に慣れていない方や高齢の方は、イスやテーブルにつかまって行なうことをおすすめします。腕の力を使ってもOKですが、なるべく下半身の力で体を上下させるようにしてください。減量が進んでくれば足腰をラクに動かせるようになり、腕の力に頼ることなくスクワットを行なえるようになるでしょう。

〈インターバル速歩〉

もっとも手軽にできて、多くの健康効果を上げられる有酸素運動と言えば、やはりウォーキングです。ここでは、**普通のウォーキングよりも高い効果を引き出すことのできる歩き方**を紹介しましょう。

それが「インターバル速歩」。まず、3分間早歩きをして、次の3分間はゆっくり歩く。そして次の3分間はまた早歩きをする。これを繰り返すウォーキング法です。信州大学大学院特任教授の能勢博先生によって提唱された方法で、**通常のウォーキングよりも、筋力や持久力が向上することが証明**されています。

3分の間隔は、スマホのタイマー機能を使ってスイッチングしていくと便利です。とにかく、手始めに18分（3分×6）くらい「全速力の7割のスピードで3分間歩く＋ゆっくりスピードで3分間歩く」を繰り返してみてください。

速歩のときは、歩幅を広くとり、かかとから着地してつま先で蹴り出すのを意識してください。また、胸を張り、腕はL字に構えて、グイッと後ろに引くような要領で大きく振りましょう。きっと、短い時間でもじんわり汗ばむくらいの全身運動になるはずです。

また、通勤で駅まで歩いたり、スーパーやコンビニへ歩いて買い物に行ったり、犬の散歩をしたりする際にも、このインターバル速歩を心がけるといいでしょう。日常生活の中のちょっとした移動時間を使って「なるべく歩いて体を動かそう」とする姿勢は、チリツモ式で大きな効果を上げることへとつながっていきます。当然、その効果は、**減量や脂肪肝改善にも大きなプラスとなる**ことでしょう。

6か月キープして「二度と脂肪肝にならない体」をつくる

さて――

ここまでスマート外来で行なっているダイエット・メソッドを「3つのルール」と「5つの習慣」に分けて駆け足で見てきました。みなさん、いかがでしょう。「これなら自分にもできそうだ」という思いを抱くことができたでしょうか。

先にも述べたように、スマート・メソッドは、1か月で2kg、3か月で6kg（体重の7％）の減量をクリアした後、その体重を6か月間キープしていきます。ここでちょっと、この間の脂肪減少の流れをおおまかにたどってみましょう。

●インターバル速歩

3分間早歩き、3分間ゆっくり歩きのウォーキングを繰り返す

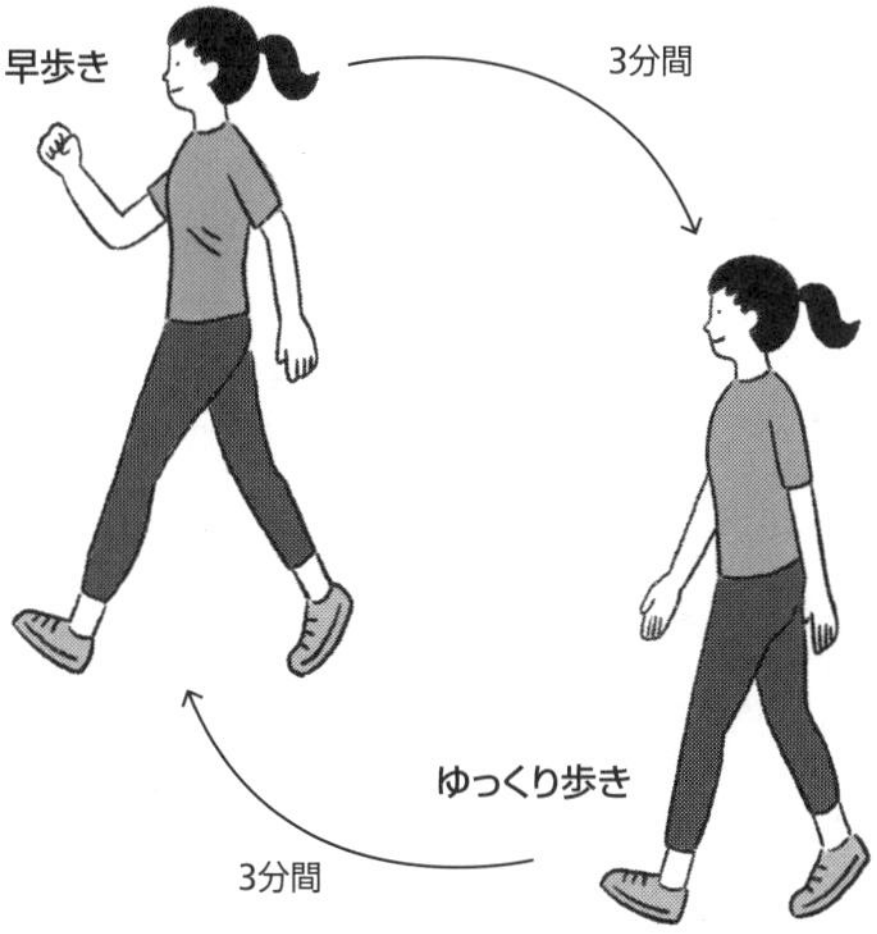

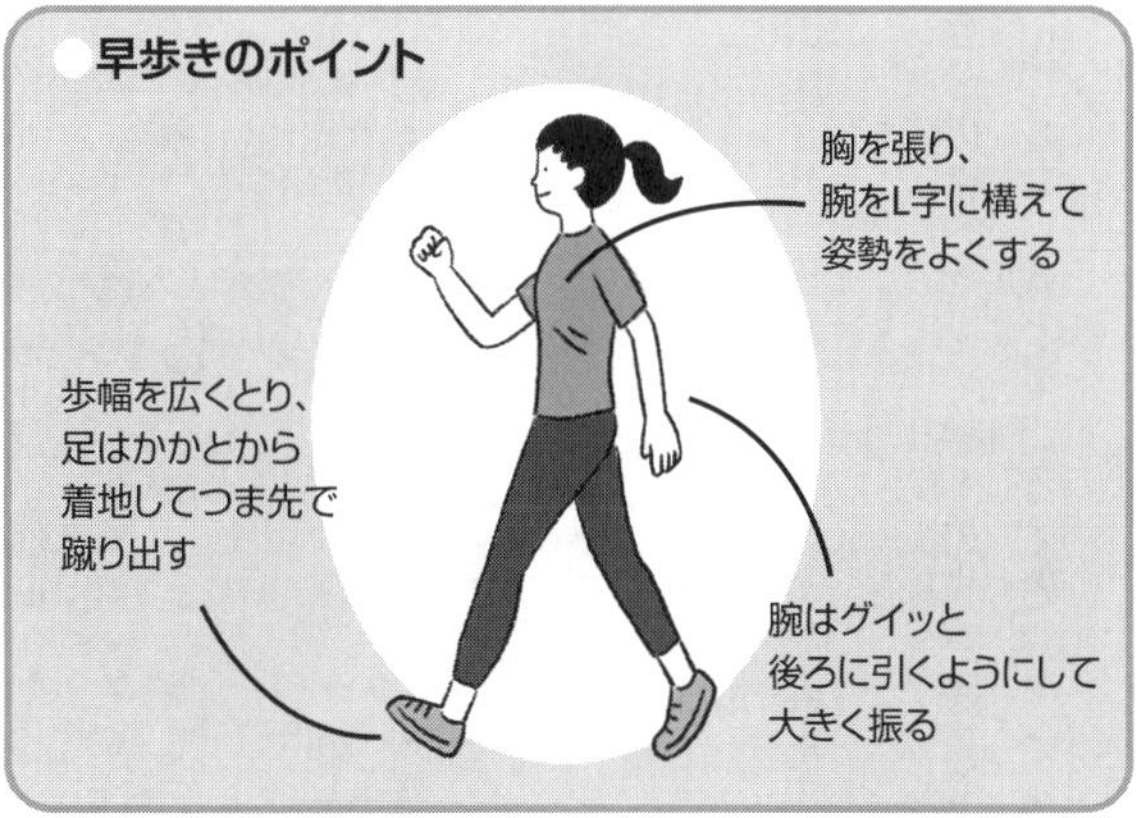

そもそも、減量をすると、体内の脂肪は、肝臓内の脂肪→内臓脂肪→皮下脂肪の順番で落ちていきます。たまっていくときは、皮下脂肪→内臓脂肪→肝臓内の脂肪の順番なのですが、落ちていくときは正反対で、**肝臓の脂肪が真っ先に減っていく**ことになるわけですね。

また、肝臓の脂肪が減ると、肝機能の数値もてきめんに改善します。ALTのほうがASTより高かった人は、だんだんALTとASTの差が縮まってきて、3か月経って体重7％減を達成した頃には、ALTもASTも基準値近くや基準値内まで下がるでしょう。それは、脂肪肝や脂肪肝炎が改善したという証拠です。

残念ながら、「どれくらい肝臓の脂肪が減ってきたか」「どれくらい脂肪肝や脂肪肝炎が改善したか」を知るには、血液検査をして肝機能の数値がどれだけよくなったかで推定するしかありません。

ただ、強いて言えば、減量が進むとともに明らかに**自分の体がやせてきたのを実感できるようになったなら、その時点で肝臓の脂肪の量はすでにかなり減っている**と考えていいでしょう。

たとえば、3か月で6kgやせたとしたら、ベルトの穴がひとつ分かふたつ分くらい縮まるはずです。それは、おなかの内臓脂肪が大幅に減ったという証。この時点ではたぶんおなかをつかめるくらいの脂肪の厚みはまだ残っていると思いますが、それは皮下脂肪の厚みによるものです。ベルトの穴がひとつふたつ縮んでウエストサイズが細くなったのは、（皮下脂肪が減ったのではなく）皮下脂肪のさらに奥にある内臓脂肪が減ったというサインなんですね。

そして、**内臓脂肪がそれだけ減ったということは、肝臓の脂肪もすでに相当減っている**と考えられるのです。先ほど述べたように、体内の脂肪は、肝臓の脂肪→内臓脂肪→皮下脂肪の順で落ちていきます。多少時間的なオーバーラップがあったとしても、ベルトの穴が縮まるくらいまで内臓脂肪が落ちたのであれば、すでに肝臓の脂肪も大幅に減って、「脂肪肝が改善してきた」状況になっていると見て差し支えありません。

さらに、減量が進んで内臓脂肪だけでなく皮下脂肪が落ち始めると、見た目にも明らかな変化が現われるようになります。いよいよおなかの脂肪がつかめなくなって、他人からも「最近、やせた？」と声をかけられるようになるでしょう。

では、そういう見た目のボディラインの変化はどれくらいで現われるのか。スマート外来の患者さん方のデータを集計すると、体脂肪率37％を切ると次第に皮下脂肪が落ち始め、それ以降、体脂肪率が落ちるにつれて見た目がすっきりするようになっていきます。体脂肪率を測ることができる体重計や体組成計をお持ちの方は、**女性であれば体脂肪率30％以下、男性であれば体脂肪率25％以下を目指していただきたい**ところ。がんばってそこまで落とすことができれば、もう脂肪肝のほうはほとんど心配ありませんし、ダイエットの満足度もかなり得られるのではないでしょうか。

それと、いちばん大事なのは、この先もずっとやせた体をキープしていくことです。スマート・メソッドでは、落とした体重を6か月間キープするのをダイエットのゴールとしています。**6か月間キープできれば、もうリバウンドの心配もありません。**スマート・メソッドの食事にも慣れ、スマートになった体にも慣れて、まったくストレスを感じることなく日々を送れるようになっているはずです。

なお、6か月間キープに成功して以降は、ごはんの量を少し増やしたり、たまにおやつを食べたりしても構いません。**甘い飲み物を飲むのだけは絶対にNG**ですが、他の糖質に関しては縛りを少し緩め、日々体重計と相談しつつ、食べる量をコントロールしていけばいいでしょう。とにかく、減量で落とした体重を大幅に超えないように注意しながら、体を管理していくようにしてください。

そして、スマート・メソッドでやせたのをきっかけにして、「二度と太らない体」「二度と脂肪肝にならない体」をキープしていくようにしましょう。脂肪肝を防ぐことは、すべての生活習慣病を防ぐことにつながり、健康な人生コースを歩むことへとつながっていきます。ぜひみなさん、肝臓の健康をしっかり守りつつ、そのコースをまっすぐ歩んでいくようにしてください。

アルコールはひとまず減らしてみる

この章の最後にアルコールについて述べておくことにしましょう。

スマート外来には、お酒をよく飲まれる脂肪肝や肥満の患者さんも数多くいらっしゃいます。そうした患者さんは、アルコール量を減らすと、確実に体重が減って脂肪肝も改善へ向かうようになります。この点からも、**アルコールが脂肪を蓄積させて体を太らせる大きな原因になっている**ことは間違いありません。

とりわけ、アルコール性脂肪肝の人は、アルコールを減らすことなく脂肪肝を改善することはできません。多量飲酒者（1日のアルコール摂取量が純アルコール換算60g以上）の場合、90%以上に脂肪肝が認められます。心当たりがある人は、まず酒量を減らさないことには何も始まらないのです。また、アルコール性脂肪肝とまではいかずとも、そここ飲む程度で脂肪肝の診断を受けている人も数多くいると思いますが、そういう方々も、**ひとまず自分のアルコール量を減らしてみる**ことをおすすめします。

それにしても、アルコールを飲むと、どうして肝臓の脂肪化や肥満が進んでしまうのでしょうか。

これには大きくふたつの理由があります。

まずひとつめは、アルコールが「**皮下脂肪・内臓脂肪から肝臓へ向かう遊離脂肪酸を増やしてしまう**」からです。

先にも述べたように、血液中には皮下脂肪や内臓脂肪から溶け出た脂肪が常に遊離脂肪酸として漂っています。アルコールを飲んでいると、そうした血中の遊離脂肪酸がより多く動員されて、肝臓へ流れていってしまうようになるのです。すると、大量の脂肪が肝臓に流入し、肝細胞内での中性脂肪合成の働きも高まって、肝臓の脂肪化を促進してしまうわけです。

また、もうひとつの理由は、アルコールが**「脂肪をエネルギー源として使う機能」を低下させてしまう**からです。これも先述しましたが、肝臓には「糖新生」をはじめ、脂肪を変換してブドウ糖エネルギーをつくり出す機能が搭載されています。アルコールを飲んでいると、この機能の効率が低下してしまい、ろくに脂肪が消費されず、結果的に肝臓の脂肪化が進んでしまうことになるのです。

つまり、普段からアルコールを飲んでいると、肝臓の「脂肪をため込む機能」が高まって、逆に、肝臓の「脂肪をエネルギーとして消費する機能」はダウンしてしまうということ。しかも、**アルコールを飲んでいると食欲が増して、ついついつまみをたくさん食べてしまう**もの。油っこいつまみや糖質の多いつまみを好む人も多く、アルコール以外にも大量のエネルギーが入ってくることになります。さんざん飲んで、さんざんつまんだあげく、締めにラーメンやお茶漬けなんか食べたりしたら、エネルギーの過剰摂取で脂肪肝や肥満が悪化していくのも当然ですよね。

私はよく患者さんに対して、「アルコールを毎日飲みながら肝臓の脂肪を落とそうとするのは、**下りのエスカレーターを逆走して上がろうとするようなものですよ**」と話します。

すなわち、がんばって上がろうとしてもいつの間にか下がってきてしまい、一向に前に進むことができない、非常に効率の悪い努力だということになります。

ですから、脂肪肝を治したいなら、まずはアルコールの量を減らすのが必須。たくさん飲む人も、あまり飲まない人も、とにかく量を減らし、アルコールの弊害をなるべく減らしたうえで減量や脂肪肝改善に取り組んでいくべきなのです。

どんなお酒がより太りやすいのか

ところで、「アルコールはエンプティーカロリーだから、飲んでも太らない」という話を聞いたことがある人もいらっしゃるのではないでしょうか。

これは、大きな誤解です。「エンプティーカロリー」というのは、カロリーが空っぽという意味ではなく、「生きるために必要な栄養素が含まれていない」「摂っても栄養素として活用されない」という意味なんですね。

だから「飲んでも太らない」わけではありません。むしろ逆であり、アルコールをたくさん飲めば、必ず太ります。**アルコールには、1gに約7㎉という高いエネルギーが含まれていて**、アルコールを1日60g（5%ビール500㎖3本分）摂っている多量飲酒者は、それだけで約420㎉のエネルギーを摂取していることになります。当然、アルコールを飲む以外に普通に食事で栄養を摂っているとすれば、過剰栄養で太ってしまうことになりますよね。

しかも、先ほど述べたように、アルコールには脂肪を蓄積する働きを高めて、脂肪を消費する働きを阻害する作用があるわけで、**飲み続けていれば、体内の脂肪が確実に増える**ことは間違いありません。

そのため私は、講演などで「飲酒習慣は『4回目の食事』と考えたほうがいい」と話しています。つまり、お酒好きの方がやせるには、その「4回目の食事」をどれだけ減らせるかがカギになってくるわけです。

また、アルコールが好きな人にとっては、「**どんなお酒が太りやすいのか**」というのも気になるところでしょう。

みなさんご存じのように、アルコールは大きく「醸造酒」と「蒸留酒」とに分かれます。醸造酒はビール、日本酒、ワインなど、麦や米、ブドウのでんぷんや糖に酵母菌を加えて発酵させたものであり、糖質が含まれています。一方、蒸留酒は焼酎、ウイスキーに代表される、原料を発酵させた液体を蒸留したもの。こちらの場合、糖質は含まれていませんが、醸造酒に比べてアルコール度数が高くなります。

みなさんは当然、糖質が含まれている醸造酒のほうが太りやすく、糖質ゼロの蒸留酒のほうが太りにくいと思うでしょう。ただ、**蒸留酒の盲点は、糖質はゼロでもアルコール度数が高い点**です。たとえば、市販されている同量のビールとハイボールとを比べると、ハイボールのほうがアルコール度数が高い分、高カロリーとなります。また、焼酎やウイスキーは、ソーダや甘い炭酸で割ったり果汁フレーバーが加えられていたりすることが多く、それらに含まれている糖質をプラスすると、かなりの高カロリー飲料になっていることが少なくありません。

さらに、たとえアルコール度数は低くても、果糖やブドウ糖を加えて飲みやすくしたカクテル・サワーは、先述した通り、**肝臓にとってかなり危険な「甘い飲み物」**だと思ったほうがいいでしょう。飲み口がよく、ジュースのように甘くておいしいからといって、毎日夕食時に飲んでいたりしたら、それだけで脂肪肝になってもおかしくありません。少なくとも、脂肪肝、糖尿病、肥満が気になる方は、甘いアルコール飲料を気軽に飲むのは控えたほうがいいと思います。

それと、近年、「コスパよく酔える」と人気の**「ストロング系缶チューハイ」は、肝臓を少しでもいたわる気持ちがあるなら、飲むのはやめるべき**だと思います。9%のストロング系チューハイ500㎖には36gもの純アルコールが含まれています。これを習慣的に多飲したとしたら、脂肪肝どころか肝硬変に陥りかねません。

ちなみに、薬物依存症の専門家である松本俊彦先生（国立精神・神経医療研究センター精神保健研究所　薬物依存研究部・部長）は、「ストロング系チューハイは『危険ドラッグ』として規制したほうがよいのではないか」という内容の文を2019年末にフェイスブックに投稿しておられます。

私もまったく同感であり、少なくともこれを飲むのであれば、肝機能に与えるダメージの大きさや肝硬変の怖ろしさ、アルコール依存症に陥る可能性などを十分に理解しておく必要があると思います。それを知らずして、**気軽に何本も飲んでしまうのは、〝自殺行為〟**と言ってもいいのではないでしょうか。

もっとも、こうした健康への懸念を考慮しての対処なのか、酒類販売大手各社にはストロング系チューハイの販売を見直す動きが広まってきています。すでにアサヒビールやサッポロビールは、今後**8%以上の缶チューハイの新商品を発売しない方針**を決めています し、他の大手でも見直しが検討されているようです。「多くの人に長く健康にお酒を楽しんでほしい」のであれば、当然、こうした見直しがどんどん進められていくべきでしょう。

肝硬変に絶対ならないように、楽しくお酒とつき合おう

ここまで、アルコールの肝臓に対する弊害ばかりを挙げてきましたが、私はお酒を飲むという習慣を全否定するつもりはまったくありません。お酒はおいしいし、心身をリラックスさせたり幸福感をもたらしたりするなどのよい面もあります。だから、「やめる」ばかりが能ではない。肝臓の機能を低下させることなく、一生楽しくお酒とつき合っていけるのであれば、それに越したことはないのではないでしょうか。

そのため、私はスマート外来の患者さん方にも、**「お酒をやめろ」とはあまり言いません**。もちろん、断酒や禁酒をしたほうが脂肪肝治療効果も減量効果も高くなることは分かっているのですが、なかなかお酒をやめられない患者さんに対しては、「とりあえず飲む量を半分にしてみてください」と言うようにしています。

そもそも、アルコールによる肝障害でいちばん避けなくてはならないのは、いまのまま

たくさん飲み続けて肝硬変になってしまうことです。肝硬変がどんなに怖ろしい病気であるかは第1章で述べましたね。肝硬変だけは何としても回避しなくてはいけませんが、それを確実に回避できるような「自分にとって適量のアルコール」を日々たしなむのであれば、まあ、許容範囲としてもいいのではないでしょうか。

つまり、アルコール好きの人は、酒量を少し減らして「肝硬変にならない程度に飲む」ようにしていけばいいのです。とにかく、毎日飲んでいたお酒を1日置きにしたり、毎日4合飲んでいたお酒を2合にしたりして、**「ひとまず減らしてみる」ことにトライしてみてください**。酒量を減らしてみれば、肝機能の数値が改善してきたり、おなかの脂肪が落ちてきたりといった効果が必ず現われてきます。そういった効果を身をもって感じながら減らしていくほうが、減酒が成功しやすいんですね。

さらに、自分が飲めるタイプなのか飲めないタイプなのかの「適性」をちゃんと知っておくことも大切です。

一般に、お酒を飲んで顔が赤くなる人は、アセトアルデヒドの分解に時間がかかるタイプ、お酒を飲んで顔が赤くならない人は、アセトアルデヒドの分解が早いタイプだとされ

● アルコールの1日の最大量の目安

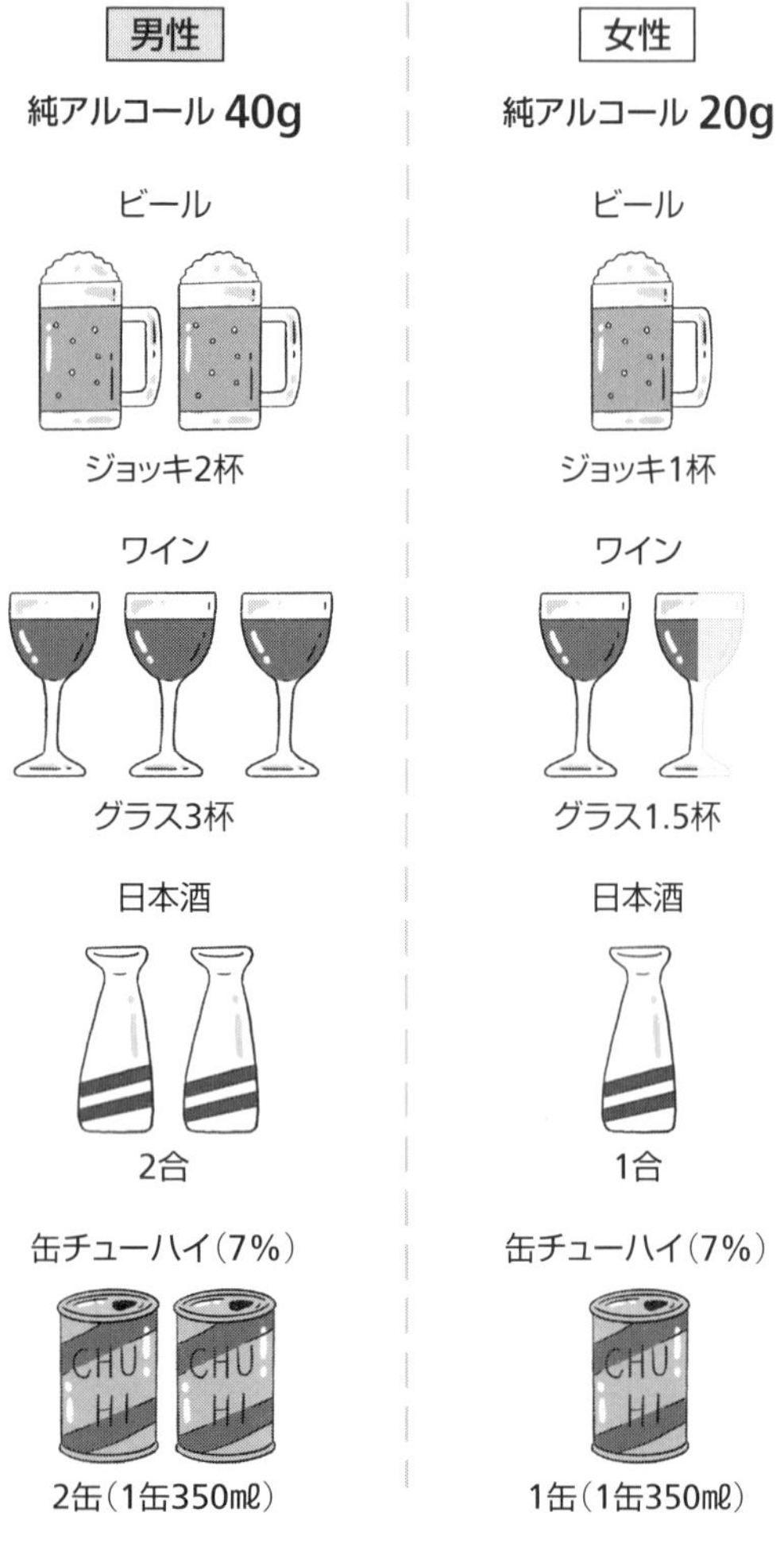

ています。すなわち、前者は「飲めはするけれど、鍛えて飲めるようになったようなもの」であり、本来は飲酒があまり向いていない人です。一方、後者は「もともとお酒に強くて、飲んでもあまり酔わない人」です。ただ、**アルコール依存症に陥る人の大多数は、後者のお酒に強いほうのタイプ**だとされています。

そして、1日の最大量は、男性で純アルコール40g、女性で20gとなっています。顔が赤くなる人はさらに少ない量が適当とされています。これはあくまで「最大量」であり、節度ある適度な飲酒としては男女ともに1日20g程度が推奨されています。

最大量の目安は右ページのイラストの通りです。

ぜひみなさんも、自分の「適性」を把握しつつ、まずはこの酒量を目指してみてはいかがでしょう。そのうえで、肝臓の健康を極力損ねることなく、末長くアルコールを楽しむようにしていってください。

第4章　肝臓こそすべて

——肝臓から元気になる「9の心得」

肝臓を元気にするための基礎知識

スマート外来などで日々診療をしていると、患者さんからしょっちゅう「反省の弁」を聞かされます。たとえば、次のような感じです。

「脂肪肝って、**脂ものさえ控えていれば治ると思ってたんです**。肉の脂身とか揚げ物とか天ぷらとかは気をつけてたんですけど、毎日ごはんやそば、うどんなんかはたくさん食べてましたし、甘い飲み物も飲んでたしお菓子もけっこう食べてました……。でも、いま思えば、それが肝臓によくなかったってことですよね」

「健康によかれと思って、水代わりにスポーツドリンクを飲んでましたし、毎日野菜ジュースも飲むようにしてたんです。それに乳酸菌飲料も……。まさか、その習慣によって脂肪肝が悪化するなんて思いもしませんでした」

「私、脂肪肝はダイエットしなきゃいけないと聞いたんで、ケーキとかプリンとかスナック菓子とかは半年間も食べるのを我慢してきたんです。でも、**甘い飲み物をやめようなんていう考えは全然頭に浮かびませんでした**。100%オレンジジュースや甘い缶コーヒーは毎日のように飲んでましたし、夜は甘いカクテル・サワーも飲んでました……。『ケーキ断ち』や『お菓子断ち』をがんばっても一向に肝機能が改善しなかったのは、そのせいだったということですよね」

こういう具合に、「肝臓をよくしよう」「脂肪肝を治そう」という意思はちゃんとあるにもかかわらず、「ピント外れの努力」や「無駄な努力」をして残念な結果を招いてしまっている人は非常に多いんですね。たぶん、みなさんの中にも心当たりのある方がいらっしゃるのではないでしょうか。

なぜ、こういう人が後を絶たないのか。その原因には、まず、**「甘い飲み物が肝臓に大きな害をもたらす」ということが、まだ一般の方々に浸透していない**という点が挙げられます。それと、もうひとつ、「肝臓がどういう臓器なのか」「肝臓の健康を回復させるためにいったい何をしたらいいのか」という基本的な知識があまり知られていないという点も大きく影響しているのではないでしょうか。

そこで、この最終章では、肝臓を元気にするために、ぜひともみなさんに知っておいてほしい基礎知識を「9の心得」として紹介していくことにします。みなさん、これらの心得を頭に入れて、日々ご自身の肝臓と向き合っていくようにしてください。そのうえで、今後は「ピント外れの努力」「無駄な努力」ではなく、確実に肝臓の健康レベルアップに結びつくことに力を注いでいくようにしましょう。

肝臓はもともと驚異的な回復力を備えた臓器です。9の心得を実践してその回復力を後押ししていけば、**肝臓はぐんぐん元気になっていくでしょう**。元気になった肝臓がもたらす生命力のパワーは、きっと、みなさんの人生にびっくりするくらいの変化をもたらしてくれるはずです。

〈心得1〉肝臓のためになるのは「足し算」よりも「引き算」

世の中には「肝臓の数値が悪いのを気にしながら、毎日たくさんお酒を飲んでいる人」や「健診で脂肪肝を指摘されたのを気にしながら、毎日たくさんのごはんやお菓子を食べている人」がわりといらっしゃいます。

また、そういう方々の中には「せめて肝臓のために何かいいことをしよう」という思いからか、**シジミの健康食品を摂ったり、ウコンのサプリメントを飲んだり、漢方薬を試したりしている人**がけっこう少なくありません。みなさんの中にも思い当たる方がいらっしやるのではないでしょうか。

しかし、申し訳ないのですが、シジミやウコン、漢方薬などにすがろうとするのは、私の目からは「かなり見当違いの努力をしている」ようにしか映りません。それに、こういったサプリや健康食品に頼ることで、かえって肝機能を悪化させてしまっている人も大勢いるのです。

たとえば、シジミのオルニチンには解毒作用を上げて、機能低下した肝臓をサポートする効果が報告されています。ただ、その一方、**シジミには鉄分が多く、その鉄分が弱った肝臓をさらに弱らせてしまう**恐れもあります。肝臓には鉄などのミネラルを貯蔵する働きがあって、普段から鉄を摂り過ぎていると、多くの活性酸素が発生して肝臓の炎症を加速させてしまうことになりかねないんですね。

ウコンも、肝臓の疲れを取るとされ、数多くのサプリが市販されています。ただ、こちらもシジミと同様に鉄分が多く含まれているのです。なかには、鉄分を含まない商品もあるようですが、私は、スマート外来にやってきた患者さんがウコンを飲んでいた場合は、まずそれをやめてもらうようにしています。ウコン以外の「肝臓によいとされる漢方薬」にも言えることですが、**「薬効が高い」とされているものは、必ずと言っていいほど肝臓**

に負担をかけることになります。その薬効成分を代謝したり解毒したりするために、弱った肝細胞にさらなるハードワークを強いることになり、逆に肝機能を疲弊させてしまうことにつながってしまうのです。

肝臓によいと信じて**長年飲んできた薬やサプリが、じつは肝機能を障害する原因になっていた**というケースも少なくありません。脂肪肝や脂肪肝炎を抱えている方は、こうしたものに対しては安易に手を出さないほうがいいでしょう。

そもそも私は、肝臓の健康を長くキープしていくには、「肝臓にいいものを多く摂る」のではなく、「**肝臓に悪いものをできるだけ減らす**」というスタンスをとることが大事だと考えています。

つまり、「あれを摂りましょう、これを摂りましょう」ではなく、「あれとこれをやめてみましょう」という姿勢を基本にするべき。「足し算」ではなく、「引き算」の発想で肝臓をよくしていこうと考えることが重要なんですね。

いまの食生活から真っ先に引き算をするべき対象は、もちろん「甘い飲み物」です。比較するのもヘンだとは思いますが、肝臓の疲れを回復させるという点では、たぶん**甘い飲**

み物をやめるだけで、「シジミ」や「ウコン」の何百倍、何千倍もの効果が得られるのではないでしょうか。

また、引き算するべき対象は、甘い飲み物以外にもいろいろあります。アルコールを減らしたり、いつも食べているごはんやお菓子の量を減らしたり、いつも何気なく買っていた超加工食品を買い物カゴに入れないようにしたりするのもいいでしょう。それに、毎日いろんな種類の薬をたくさん服用している人は、その薬を必要最低限の数量に絞ることも肝臓の負担を減らすことにつながります。

とにかく、「肝臓のために何か始めなきゃ」と思い立ったなら、**足し算ではなく引き算の発想**で「その何か」をスタートするようにしてください。先にも述べましたが、肝臓にたまったダメージは、「肝臓に悪いもの」を減らすと自動的に軽減します。肝臓には驚異的な再生回復力が備わっているので、自分の中から悪いものが引かれてダメージが薄れると、どんどん勝手に回復への道を進んでいくようになるのです。

ですから、みなさんも、こうした「引き算ナビゲート」で肝臓の自己回復力を引き出すようにしてください。ぜひ、悪いものを減らすことで、肝臓を回復のレールに乗せてしまうようにしましょう。

〈心得2〉「腸活」イコール「肝活」。腸と肝臓は運命共同体

意外に知られていないのですが、「腸」と「肝臓」はつながっています。食べたり飲んだりしたものは、消化・分解されたのち、腸粘膜から吸収されて血液中に入り、腸間膜静脈から門脈という血管を通って肝臓内に入るのです。

川の流れにたとえるのなら、これは、**腸が肝臓の「上流」に位置している**ようなものです。

そこでみなさん、考えてみてください。

川の上流の水がきれいに澄んでいれば、下流にもきれいな水が流れてきます。一方、川の上流の水が濁っていたり毒素に満ちていたりしたら、下流にもその汚れた水が流れてきてしまうことになりますよね。

つまり、腸と肝臓は運命共同体のようなもの。**腸がきれいであれば、肝臓の仕事も少なく済み、肝臓も健やかに保たれます**。反対に、腸が汚れていると、肝臓は流れてきた〝汚水〟の解毒や代謝に多くの労力を投入しなくてはならず、オーバーワークで疲弊しがちになってしまうのです。

ですから、肝臓を健康に保っていきたいならば、腸のコンディションを健やかに保つこ

とが必須。腸をいたわることは、イコール肝臓をいたわることであり、「腸活」はイコール「肝活」につながると思ってください。

この点を押さえていただいたうえで、まずみなさんに振り返っていただきたいのが「便秘」の有無です。腸内に便がたまったままだと、多くの有毒物質が排出されて、その毒素で汚染された水が大量に肝臓へ流入することになります。当然、肝臓は毒素の解毒作業で大わらわの状態になってしまうでしょう。便秘による作業負担の多さが肝機能低下につながっているケースも少なくありません。

実際に、**スマート外来にいらっしゃる女性の患者さんの9割近くは、慢性の便秘に悩まされています**。程度の差はあれ、みなさんの中にも便秘にお悩みの方が少なくないと思います。心当たりのある方は、健康診断の結果表をいま一度チェックして、肝機能に問題がないかどうかを確認してみてください。

また、便秘だけでなく、**下痢も肝臓によくありません**。下痢が多いと、腸内環境が悪化するうえ、腸から水分が吸収されず門脈を流れる血流量が低下してしまうことになります。先にも述べたように、肝臓は大量の水分を必要とする臓器。腸から送られてくる水分が少ないうえ、その水質もよろしくないとなると、やはり肝機能を低下させることにつながりかねないのです。

言うなれば、**腸は、肝臓という一大処理工場に大量の水を送っている浄化施設**のようなものです。その上流の浄化施設が毒素で汚染されていたり水不足になっていたりすると、たちまち下流の処理工場にトラブルが連鎖してしまうわけですね。

ちなみに第1章でも述べたように、肝硬変の患者さんは、便秘になると有毒物質のアンモニアが脳に回って意識障害に陥ることが少なくありません。肝硬変レベルまで肝機能が落ちると、もう便秘で発生した毒素を解毒することができず、たちまちのうちに毒素が全身を巡ってしまうんですね。

「たかが便秘くらいで」と思う人もいるかもしれませんが、肝機能が低下した人にとっては、その「たかが」が、生死を分けるくらい大きな影響を及ぼすということを覚えておいてください。

それと、腸内細菌が肝臓にもたらす影響も甚大です。じつは、**腸内細菌から発生する毒素のエンドトキシンが肝臓を直接障害する**ことが明らかになっているのです。

腸内細菌は常にこのエンドトキシンをつくり出しているのですが、腸管壁のバリア機能が正常であれば、この毒素は腸管内に留まっています。しかし、何らかの原因により腸管壁のバリア機能が破綻して、腸内のエンドトキシンが血液中に漏れ出してしまうと、その毒素が門脈を介して肝臓に入り、脂肪肝を悪化させたり、脂肪毒性を高めて炎症を起こしたりすることが分かっているのです。

スマート外来にもこのタイプで脂肪肝を悪化させてしまっている患者さんがかなりの数いらっしゃって、なかでも**長年にわたって便秘に悩まされ、便秘薬を常飲されてきた方**に目立っています。ですから、とくに便秘がちの方は、「腸内環境を乱して腸管壁のバリア機能を弱体化させてしまうと、肝機能悪化につながる可能性がある」ということをしっかり頭に入れておくようにしてください。

では、「便秘解消」「腸内環境改善」「腸管壁のバリア機能修復」のために、いったいどんな「腸活」をすればいいのか。たぶん基本的なことはもうみなさんご存じですよね。

そう、野菜から食物繊維をしっかり摂って、発酵食品などもしっかり摂って、食生活から腸内環境を変えていくのが基本。スマート・メソッドのところで述べたように、「**ごはんを半分に**」「**野菜を2倍に**」というルールを守っていけば、肝機能だけでなく、腸内環境もおのずと改善へ向かうでしょう。

繰り返しますが、「腸活」イコール「肝活」です。ぜひみなさん、「腸から肝臓をよくしていこう」という意識を持って腸活を行ない、健康な腸をキープしていくようにしてください。そして、「川の上流」をきれいにすることで、下流の肝臓もきれいによみがえらせていくようにしましょう。

〈心得3〉筋肉をつければ脂肪肝も糖尿病も怖くない

じつは筋肉と肝臓には共通項が多く、「お互いに助け合うべき間柄」と言ってもいい関係性にあります。

先にも紹介しましたが、筋肉と肝臓のいちばんの共通項は、両者とも**「糖質の貯蔵庫になる」**という点です。食事で摂った糖質はブドウ糖に変えられ細胞のエネルギーとして使われます。ただ、余分な糖はグリコーゲンに変えられて、**筋肉と肝臓にいざというときのためのエネルギーとしてストックされる**ことになります。

そして、筋肉や肝臓の「グリコーゲン貯蔵庫」がいっぱいになってしまうと、あふれた糖が中性脂肪に変えられて、皮下脂肪や内臓脂肪に蓄積されるようになる。さらに、そこも満杯になってしまうと、行き場のない脂肪が「異所性脂肪」として肝臓の細胞にたまったり筋肉繊維の隙間にたまったりするようになるわけです。筋肉の隙間にたまる脂肪は、「霜降り肉」と一緒で、サシが入るようなものですよね。

つまり、筋肉と肝臓は、「糖質エネルギーの貯蔵庫」として同じ役割を果たしているばかりでなく、**「行き場のないあふれた脂肪の預かり場所になってしまっている」**という点で、一緒の苦労を背負ってしまっているのです。まあ、〝同じ苦労を背負うもの同士、お互い助け合わなきゃ〟というポジションにあるわけですね。

では、筋肉はどのように肝臓の助けになることができるのか。

そこで、思い起こしていただきたいのが**「筋肉は大きくすることができる」**という点です。肝臓は鍛えても大きくできませんが、筋肉は鍛えれば鍛えるほど大きくすることができる。すなわち、貯蔵庫を大きくすることができるわけです。

糖質エネルギーの貯蔵庫が大きくなれば、それだけ多くのグリコーゲンを入れられることになり、「貯蔵庫に入りきらず中性脂肪に変換される分」を少なくすることができますよね。そうすれば、体内であふれる脂肪の量を減らすことができ、肝臓の負担をより軽減できることにつながります。

しかも、筋肉が大きくなれば、体を動かすのがラクになり、体のエネルギー消費量も増えることになります。そうすれば、体内に余っている糖や脂肪がこれまでよりも消費されることになり、やはり肝臓の負担を軽減させることにつながりますよね。

ですから、筋トレなどの運動を行なって、**筋肉を大きくしたり筋肉を維持したりしていく努力は、肝臓の健康を保つうえでもたいへん重要**なのです。

第3章でも紹介したように、実践する運動は、ごく簡単なもので構いません。筋肉をつけることは、着実に脂肪肝や糖尿病を改善させることにつながります。ぜひ、みなさん、〝筋肉と肝臓の助け合いの絆〟を深めるようなつもりで実践するようにしてみてください。

〈心得4〉「やせの脂肪肝」の人は減量よりもまず運動

先にも述べたように、日本には「やせているのに脂肪肝」という人が少なくありません。たぶん、みなさんの中にも「BMI25未満でかなりやせているし、アルコールを飲むわけでもないのに、なぜか体脂肪率だけがめちゃくちゃ高くて、脂肪肝だと診断された」という方がいらっしゃるのではないでしょうか。

いったいどうして、こういうことが起こるのか。

大きな理由は、**筋肉量が少ないせい**です。〈心得3〉で説明したように、筋肉は人体の「糖質の貯蔵庫」です。筋肉の量が少ないということは、糖質を貯蔵できる量も少ないということであり、あふれた糖質が中性脂肪に変換されやすく、行き場なくあふれた脂肪が肝臓に集中しやすくなることを示しています。

また、やせの脂肪肝の人には、**普段からあまり体を動かさないタイプ**が少なくありません。運動もあまり好きではないし、何事であれ、体を動かさずに済むならば断然動かないほうを選びます。そして、そういう生活を長年にわたって送っていると、体が（どうせあまり動かないからと）わずかなエネルギー量で済ませられるようになってしまい、全体の食事量が少なめになっていくことが多いんですね。低燃費の車のように、走ってもあまりガソリンが減らない体になってしまうわけです。

ところが、こういうタイプの人の中には、低燃費であまりガソリンが減らないはずなのに、とんでもない量の〝ガソリン〟を入れてしまっていることがあるのです。たとえば、毎日相当な量の甘い飲み物を飲んでいたり、間食に甘いお菓子やおせんべいを食べ続けていたり、日々コーラと菓子パンだけのような生活をしていたり……。こんな具合で**糖質たっぷりのエネルギー**が連続して入ってきたら、貯蔵庫に入りきらず余った糖がどんどん脂肪に変換されて、行き場なくあふれてしまうのも当然ですよね。

つまり、やせの脂肪肝の人は、筋肉という「余剰エネルギーの受け入れ先」が少ないにもかかわらず、入ってくる糖質エネルギーの量が多いために、**常に体内で脂肪があふれているような状態に陥っている**のです。そして、(肝臓以外にエネルギーをストックする場所がないために)あふれた脂肪がどんどん肝臓にたまっていき、結果、脂肪肝へとつながっているというわけです。

では、こういったやせの脂肪肝タイプの人は、どうやって肝臓を回復させていけばいいのでしょうか。

このタイプは、「減量」よりもまず**「運動で筋肉をつけること」を優先して治療に取り組んでもらう**ことになります。体脂肪を落とさなきゃならないのはもちろんなのですが、脂肪を落とそうと食事の量を減らして、さらに筋肉量が減ってしまったら元も子もありません。だから、先にちゃんと筋肉をつけて「減量に耐えられるような準備」を整えておいてから、体脂肪を減らすようにしていくのです。

要するに、筋肉というエンジンを大きくして、ガソリンがちゃんと減るような状態をつくっておいてから、摂取エネルギーをコントロールして脂肪を減らしていきましょうというわけ。先に筋肉と肝臓はお互いに助け合うものと述べましたが、この場合も、**筋肉の助けを借りながら、脂肪肝を治していく**ようなものと言えるかもしれません。

〈心得5〉70代以上の人はごはんの量を減らさないほうがいい

スマート・メソッドには多少の「例外」があって、高齢の方々は先に述べたルールを全部守らないほうがいいケースがあります。それというのも、70歳以上の高齢者の場合、「ごはんの量を半分にする」というルールを忠実に実行していると、食事量が低下して、筋肉量が減ってしまう可能性があるのです。

とくに、**やせ型タイプで脂肪肝や糖尿病がある高齢者**の場合、摂取エネルギー量が多少減っただけでも筋肉量減少につながってしまう傾向があります。70歳を超えると、筋肉量低下の落ち幅がグッと大きくなり、風邪で寝込んで「食べない」「動かない」の生活を1週間続けた程度でもごっそりと筋肉が落ちてしまうのです。そして、こうした筋肉減のダメージがサルコペニア（筋肉減少症）やフレイル（虚弱：寝たきりや要介護の前段階）へとつながっていくケースも少なくないんですね。

そのため、私はスマート外来にいらっしゃる患者さんの中でも70歳以上でやせ型の方に対しては、「ごはんの量は減らさなくてもいいから、まず運動で筋肉をつけることからスタートしてください」と指導をするようにしています。つまり、このタイプの方々は、脂肪肝や糖尿病があったとしても、無理に糖質を減らして減量するよりも、まずは**ちゃんと食べて筋肉量をキープすることを優先したほうがいい**わけです。

また、70歳以上でかなり肥満しているタイプの方々には通常のスマート・メソッドのメニューで進めていただきますが、その場合も、ごはんの量を減らした分、野菜やたんぱく質をしっかり摂っていただき、絶対に全体の食事量を落とさないように、管理を徹底してもらうようにしています。

高齢者の場合、とりわけ重要なのはたんぱく質の摂取です。歳をとると、肉や魚をあまり食べなくなる人が多いのですが、それではいけません。歳をとると、若いときよりもたんぱく質の吸収率が落ちてくるので、むしろ若いときよりも多くのたんぱく質を摂るくらいの心がけが必要なのです。

たんぱく質は筋肉量のキープに不可欠なのはもちろんですが、心身の活力や若々しさを維持するのにも欠かせません。高齢者の場合、「朝はパンだけ」「お昼はそうめんだけ」

「夜はうどんだけ」といったように糖質オンリーのメニューになりがちですが、肉でも魚でも卵でも大豆製品でも構わないので、**朝、昼、晩の食事で必ず何かしらのたんぱく質をプラスするように心がける**といいでしょう。なかでも、日々の食卓から肉を遠ざけてしまわないように注意してください。

それと、やせたタイプも太ったタイプも、高齢になったら筋トレは必須です。筋肉を弱らせてしまったら、肝臓が弱ってしまうのはもちろん、寿命を縮めることにつながりかねないと思っておくほうがいいでしょう。

本当は、筋肉も肝臓も、高齢になる前の40代、50代や60代前半のうちに食事と運動をがんばって、筋肉量を増やし、余分な体脂肪の量を減らして、しっかりコンディションを整えておくほうがいいのです。歳をとってから困ることのないように、若いうちから筋肉と肝臓の両方を健やかに保って長生きするようにしてください。

〈心得6〉注目の「GLP－1」は、脂肪肝の改善薬としても期待大

日々ダイエット情報を追っている方の中には、「GLP－1」という薬をご存じの方も多いでしょう。

「GLP－1受容体作動薬」は2型糖尿病の治療薬であり、インスリン分泌を促すホルモンであるインクレチンの一種です。膵臓にあるGLP－1受容体を活性化させることによりインスリン分泌を促し、血糖値を下げる働きがあります。

このGLP－1、近年、体重をスムーズに減らすことができるという点が注目され、「ダイエット目的」で使用する人が急増するようになりました。2023年には「GLP－1ダイエット」が人気のあまり「糖尿病治療薬としてのGLP－1」が不足するという事態に陥り、厚労省が注意喚起をしたのがニュースになったほどです。

そして、2024年2月より、この**GLP－1が「肥満症」にも保険適用**できるようになりました。もっとも、ダイエット目的で安易に使用されないようにという心配からか、処方にはさまざまな制約条件がついています。ここでは詳述しませんが、興味がある方は処方条件などをネットで検索してみるといいでしょう。

ともあれ、**GLP－1は、脂肪肝の治療にも優れた効果を発揮してくれます**。GLP－1のいいところは、最小限のインスリン分泌で血糖値を安定させるという点です。インスリン抵抗性のところで述べたように、インスリンには糖の脂肪への変換を促進してしまう作用があり、インスリンがたくさん分泌されると、脂肪もたくさん蓄積してしまうことになります。ところが、**GLP－1はミニマムのインスリン量で血糖値を安定させる**ため、脂肪化される量もミニマムに抑えられるのです。

その他、GLP－1には、摂食中枢に作用して食べたいという衝動を抑えたり、消化管に作用して満腹感を持続させたりする効果もあります。こうした効果が複合的に働いて、脂肪肝や肥満症の改善を強力にサポートしてくれるわけです。

また、GLP－1と同じ2型糖尿病治療薬に「SGLT2阻害薬」があるのですが、こちらもいずれ肥満症への保険適用が認められるようになると思います。日本の保険診療では、GLP－1が肥満症の保険適用になるまで「脂肪肝に使える治療薬」はまったく承認されてこなかったのですが、今後、多くの医療機関でGLP－1やSGLT2阻害薬が用いられるようになれば、脂肪肝の治療体制も大きく変わってくることでしょう。

ただ、ひと言申し添えておくと、脂肪肝の場合、「**食事に勝る治療薬はない**」というのが私の持論です。

わずかな量でもインスリンがちゃんと効くようになりさえすれば、血糖値も急に上がらず、脂肪化が進むこともなく、脂肪肝や肥満を抑えていくことができるのです。だから、まずは過剰なインスリン分泌を抑えるような食べ方を身につけていかなくてはなりません。

そして、そのためにはやはり甘い飲み物の摂取を中止したり、ごはんやパンの量を半分にしたりという（スマート・メソッドで推奨しているような）食事の改善を最優先にしていくべきなのです。どんなにすばらしい薬が出てこようとも、その点だけは変わらないと思っておいたほうがいいでしょう。

〈心得7〉「足るを知る」生活こそ肝臓がよろこぶ生活

ここまで「肝臓から脂肪を追い出すため」「減量して体の脂肪量を少なくするため」にどうすればいいのかについて、多くの文面を割いてきました。しかし、決して私は、脂肪を「邪魔者」や「悪者」と見なしているわけではありません。

むしろ逆で、脂肪は人間にとって絶対に欠かせないエネルギー源であり、大切にしていかなくてはならないものだと考えています。

そもそも、**人は脂肪なくして生きてはいけません**。このエネルギー源を体の中にストックしておかないことには、生き延びられないように設定されているのです。

糖質1gが4㎉なのに対し、脂肪は1gで9㎉もあります。しかも、脂肪は、皮下や内臓周りなど、体のあちこちにコンパクトに収納することができる。つまり、大容量のエネルギーを省スペースで貯蔵することができるわけで、「いざというときのためのストックエネルギー」として、脂肪ほど都合のいい物質はないのです。

先にも少し触れましたが、地球上に人類が誕生して以降、わたしたちの祖先は何十万年もの歳月、飢えや寒さを耐えることに明け暮れてきました。そのため、わたしたちの体は、そういった苛酷な環境でも生き延びられるよう、**ちょっとでも余剰エネルギーができたなら、すかさずそれを体内にため込むように設定されている**のです。すなわち、余分な糖を脂肪に変換して体内にストックするという「優れたエネルギー貯蔵システム」があったからこそ、人類は飢えや寒さに負けて滅び去ることもなく、子孫を残し続けていまの繁栄を築くことができたわけですね。

そして、この「エネルギー貯蔵システム」にもっとも大きな役割を果たしているのがインスリンです。インスリンは「血糖値を下げるホルモン」として知られていますが、むしろ、「血糖値が上がったのを合図に分泌されて、**余分な糖を脂肪に変えて蓄積しようとするホルモン**」というのが正しい姿。インスリンの分泌は、食べられなくなったときに備えて、余ったエネルギーを隙あらば脂肪に変えて、いざというときのためのストックに回そうとするシステムなのです。

しかし、飢えや寒さに苦しむ時代であれば、このシステムが大いに役立ったのでしょうが、好きなものを好きなだけ食べられる**「飽食の現代」においては、このシステムが多くの人の健康に害をもたらす結果を招く**ことになってしまいました。

すなわち、日々の食事で入ってくるエネルギーが増え、血糖値が上がってインスリンが出れば出るほど糖の脂肪化が進み、脂肪蓄積が進んでいってしまう……。これにより、「気がついたら、肥満や脂肪肝、糖尿病にどっぷり浸かっていた」という人が後を絶たなくなってしまったというわけです。

私は、脂肪肝は、**「足るを知る」を忘れてしまった現代人が、自ら生み出した病気**だと考えています。

これは、適量を超えてついつい食べ過ぎてしまうことだけを言っているわけではありません。たとえば、本当は「水・お茶・ブラックコーヒー」だけで足りるはずなのに、甘い飲み物を飲んでしまっているとか、本当は「ごはん半分の量」で足りるはずなのに、コンビニで買った菓子パンや大盛り弁当を食べてしまっているとか、本当は「野菜をたくさん食べるべき」なのに、ポテトチップスやドーナツを食べてしまっているとか、そういった行動をすべて含めて言っているつもりです。

わたしたちが脂肪肝という〝現代病〟から逃れるには、**「これで足りる」という体内感覚をもう一度しっかりよみがえらせる必要がある**のでしょう。ぜひみなさんも、自分は「足るを知る」という感覚がどこまでちゃんと分かっているのかと、毎日のご自身の食生活を振り返ってみてください。そして、振り返ってみて、よけいなものをあまりにたくさん摂り過ぎていることを自覚したなら、「体に必要なものを、足りる分だけ食べる生活」へと少しずつシフトしていくようにするといいでしょう。

「体に必要なものを、足りる分だけ食べる生活」は、言い換えれば**「肝臓がよろこぶ生活」**でもあります。食べたいものをいつでも好きなだけ食べられる現代においては、これは肝臓を守るためにわたしたちが日々心がけていかなくてはならない「もっとも大事な心得」なのかもしれません。

〈心得8〉肝臓外科医だから分かる、肝臓の驚異的パワー

先にも述べたように、私は肝臓外科医が〝本職〟であり、「肝切除術」を中心に日々多

くの手術を手掛けています。

大学病院勤務時に行なっていた生体肝移植は、肝硬変などにより機能しなくなった肝臓を全摘出し、摘出後の空いたスペースに、「ドナーから切除した健康な肝臓の一部」を移植する手術です。こうした手術の過程で、私はこれまで何度も、**肝臓という臓器に宿る「すさまじいほどの生命力」**に驚かされてきました。

たとえば、肝臓には血液を固める「凝固因子」をつくる働きがあり、肝臓を全摘出すると、この機能がゼロになって血が止まらなくなってしまいます。生々しい話で恐縮ですが、摘出から移植するまでは血の海の中で執刀せざるを得なくなります。ところが、新たに健康な肝臓を移植して、その肝臓に血が通い始めると、すぐに血が止まるのです。本当に、肝臓を入れ替えたとたんに血が止まると言ってもいいくらいで、**まるで生き返ったように見える**こともあります。

それに、レシピエント（肝臓をもらう側の患者さん）の様子も、手術前と手術後（移植後）では別人のように変わります。末期肝硬変の場合、黄疸やむくみ、腹水がひどく、見た目にも憔悴しきった状態になっていることが多いですし、耐えがたい疲労感や倦怠感に悩まされ続けてきて、生きる気力や活力が消失し、目に光が感じられないような状況に陥っていることが少なくありません。

また、解毒機能や免疫機能も底辺まで落ち込んでいるため、皮膚がかゆくてちょっと掻いたところから細菌が侵入して危険な状態に陥ったり、ちょっと便秘になっただけで脳にアンモニアが回って意識が朦朧《もうろう》としたりするようになります。普通なら何の問題もないような些細な刺激や変化でも命の危険に直結してしまう可能性が高く、言葉は悪いかもしれませんが、体も心もすっかり弱り切って、**ほとんど「生ける屍」のような状態**になっているケースが多いのです。

ところが、生体肝移植で新しい肝臓に入れ替えると、こうした状況のすべてが変わってくることになります。

ドナーから受け取った肝臓は一部なので、移植直後は小さいサイズなのですが、その肝臓は日数が経つとともにどんどん大きくなっていきます。そして、**肝臓が回復するとともに、患者さんの様子も目に見えて回復していく**のです。

目にはちゃんと生命の光が宿るようになりますし、気力や活力も戻って積極的に話したり体を動かしたりするようになります。肌の血色やツヤも戻ってくるし、疲れやだるさが残ることもありません。「代謝」「免疫」「解毒」などの肝機能も着実に回復しているようで、日々普通に食べて、普通に眠り、普通に排便できるようになり、毎日の生活が順調に回り出すと、いろんな活動を前向きに行なうようになっていきます。まるで、**肝臓が回復するとともに「人間らしさ」が戻ってくる**ように感じられることもあります。

実際、こうやって回復されていく患者さん自身に話を聞くと、「手術前と比べたら、まるで生き返ったかのようです」「体が健康体に入れ替わったようです」といった答えが返ってくることが少なくありません。

そして、こうした光景に立ち会うたびに、いつも私は「やはり肝臓は人の生命力を生み出している臓器なんだな」という思いを新たにするのです。

肝臓という臓器にはすさまじいほどの生命力が備わっていて、この力を味方につけることができると、人は驚異的に回復して元気や活力を取り戻していくものなのです。決して大げさではなく、「**人を生き返らせる臓器**」「**人をよみがえらせる臓器**」と言ってもいいのではないでしょうか。

〈心得9〉肝臓が悪い人は軽く10歳老けて見える

「あ、この人はだいぶ肝臓が悪くなっているな」「きっと毎日、甘い飲み物やアルコールを飲んでるんだろうな」

たまにテレビを観ていると、私はついついこういうことを考えてしまいます。それというのも、長年の経験で、テレビ画面に映る芸能人の方々の**顔を見ただけで、その人の肝臓の具合が分かってしまう**からです。

肝臓が悪い人は、肌の色や質感に特徴があって、脂肪肝炎が進んでいたり初期の肝硬変レベルにまで悪くなっていたりすると、（黄疸とまではいかなくても）肌の色が茶色っぽくなって、ちょっとむくんだ感じになってきます。また、肌の質感はハリやみずみずしさがなくなって、カサカサしてざらついた感じになってきます。そして、全体に、実年齢よりもだいぶ老けた印象になってしまうのです。

さらに状態が悪化して、中度や重度の肝硬変になると、確実に10歳以上老けて見えるようになってしまいます。50代の人は60代以上に見えるようになり、70代の人は80代以上に見えるようになってしまうでしょう。

つまり、それくらい**肝臓の具合は、見た目の感じや印象に影響している**ものなのです。肝臓の働きが落ちれば、代謝機能が低下して肌細胞のターンオーバーも落ちてくるので、肌の不調やトラブルが多くなってくるのも、ある意味当たり前の現象だと言えます。たとえ脂肪肝程度であっても、「肌のハリやうるおいがなくなった」「化粧のノリが悪くなった」「目の下のクマやあごの下のたるみが目立つようになった」といった衰えは日々じわじわと進行していると言っていいでしょう。

多くの人はこうした見た目の劣化を「年齢のせい」「老化したせい」と捉えているのでしょうが、「**じつは肝臓の不調が原因だった**」というケースは、おそらくかなりの数に上るのではないかと思います。

しかしみなさん、あきらめてはいけません。なぜなら、肝臓の健康を取り戻せば、見た目の若々しさをちゃんと取り戻せるからです。

もしアンチエイジングを行なうのならば、みなさんも、**まず肝臓のケアからスタートしたほうがいい**でしょう。

脂肪肝、脂肪肝炎などのトラブルを解消して、肝臓を健康な状態にリセットすると、確実に見た目も若返ってきます。実際に、スマート外来では、そういう患者さんがたくさんいらっしゃるのです。もちろん、ダイエットでやせたせいで若々しく見えるようになったという面もあるとは思いますが、私はそれよりも、肝臓の機能が復調して代謝力や解毒力、免疫力などが引き上げられたことが、若々しさを生み出す大きなエネルギーになっているのではないかと考えています。

肝臓が回復すると、体の内側が健康になるだけでなく、体の外側も若返ってくるのです。

前項で「肝臓は人をよみがえらせる臓器」だと述べましたが、それは、心身の健康をよみがえらせるだけでなく、**「見た目の若さをもよみがえらせる臓器」**という意味に解釈していただいてまったく差し支えありません。

ですから、みなさんもこうした肝臓の「人をよみがえらせる力」を最大限に生かすようにしてください。肝臓の底知れないパワーを味方につけて、若さを取り戻し、生きる力を取り戻していきましょう。

肝臓は何歳からでも若返らせることができる

肝臓は、人間のすべての器官の中でも「選ばれし臓器」です。

なにしろ、7割切除をしても、たった3か月で元の体積に戻るという驚異的再生回復力を備えているのです。もちろんこれは肝臓だけに与えられた能力であり、他の器官には到底真似のできる芸当ではありません。

また、これ以外にも「やはり肝臓という臓器は特別にできているんだなあ」と驚嘆することがあります。

それは、「**肝臓は歳をとらない**」という点です。

肝臓に年齢は関係ありません。私はこれまでの手術経験で目の当たりにしているのですが、**80歳のお年寄りでも10代20代の若者のようなピカピカ、ツルツルの健康な肝臓**を持っている人がたくさんいらっしゃるのです。そういうとき、私はいつも「えっ、この高齢で、こんなに若々しい肝臓!?」と驚かされてしまいます。おそらく、肝臓は加齢の影響を受けない臓器であり、毎日の生活で「肝臓によい生活習慣」を続けてさえいれば、永遠に若々しい状態を保っていける臓器なのではないでしょうか。

そしてこれは、肝臓の機能を多少低下させてしまったとしても、日々の生活習慣を改善していけば、どんなに歳をとってからでも「健康な肝臓」「若々しい肝臓」を取り戻すことができるということを示しています。

さすがに重度や末期の肝硬変になって線維化が進んでしまうと、移植を受けない限り、もう自力では回復不可能になってしまうのですが、脂肪肝、脂肪肝炎、軽度の肝硬変であれば、まだまだ巻き返して機能を回復させることが可能。時の流れをさかのぼっていくように、肝臓を若返らせていくことが可能なのです。

筋肉は80歳、90歳になっても鍛えれば大きくすることができるため、よく「年齢に逆らって若返らせることができる器官」といった称され方をすることがあります。肝臓も筋肉と一緒であり、（鍛えて大きくすることはできませんが）80歳、90歳、100歳になったとしても、**「老化の流れに逆らって若返らせることができる臓器」**だと言っていいのではないでしょうか。

そして、肝臓の若返りは、みなさんの日々の生活に健やかな生命力の息吹を吹き込むことになるでしょう。

先にも述べたように、肝臓が若返ってくると、「代謝」「免疫」「解毒」といった基本機能が軒並みアップします。代謝が上がれば、全身の細胞に必要なエネルギーが行き渡り、エネルギーを生み出す力が増して、**はつらつとした元気や活力が戻ってくる**ことになるでしょう。また、解毒力が上がれば、有害物質や疲労物質をすみやかに除去できるようになり、疲れにくく、疲れても回復しやすい体になるはずです。さらに、免疫力が上がれば、風邪や新型コロナウイルスなどの感染症にもかかりにくくなるでしょうし、たとえかかったとしても治りやすくなるでしょう。

このように、肝臓の機能が回復すると、人の「**生きる力」のようなものが総合的に引き上げられて、心身ともに精力的・活動的で、健康な充実した日々を送ることができるようになる**のです。

この本の冒頭でも述べましたが、肝臓は人間の生命力の源泉です。

肝臓という臓器は、日々わたしたちが取り込んだ栄養などを、よりよく生きるのに都合のいいかたちに変えることで、「生きるエネルギー」「生きる生命力」を日夜生み出してくれているのです。

英語では肝臓のことを「liver」と呼びますが、この単語には「live（生きる：生存する）」という語が含まれています。まさに生命を存続するのに絶対に欠かせない臓器だからこそ「liver」の名が与えられているのでしょう。わたしたちが自分の人生をよりよく生きてまっとうできるかどうかは、生命力の源泉たる肝臓の力をいかに引き出せるかにかかっていると言ってもいいのかもしれません。

ですから、みなさんも、意識して日々の生活習慣を改善して、肝臓の力をよみがえらせていくようにしてください。肝臓を若返らせて、「よりよく生きるための生命力」を存分に引き出していくようにしてください。

そのためにどんなことを改善すればいいのかについては、もうみなさん十分にお分かりですよね。

そう。まずは**甘い飲み物を飲む習慣をやめる**ことです。そのうえで、毎日の食事から悪いものやよけいなものを排除し、必要なものを必要なだけ摂って、肝臓がよろこぶような生活を続けていくことです。

肝臓は人の命を輝かせる臓器です。肝臓に元気がないと、人の生命力も萎《しぼ》んで気づかないうちに弱っていってしまいますが、肝臓が元気だと、人は生命力にあふれ命をキラキラと輝かせるようになっていきます。

つまり、わたしたちが人生で命を輝かせることができるかどうかは肝臓次第。**肝臓こそがすべてなのです。**

さあ、みなさん、いまからでも遅くはありません。やるべきことさえやれば、肝臓は何歳からでも若返らせることができます。いままでの生活を変え、いままでの自分を変えて、肝臓をしっかりよみがえらせてください。そして、これから先の自分の人生に、大いなる生命力の息吹を吹き込んでいきましょう。

著者略歴

尾形 哲《おがたさとし》

長野県・佐久市立国保浅間総合病院　外科部長（肝胆膵）・救急医療部長、同院「スマート外来」担当医。医学博士。

一九九五年、神戸大学医学部医学科卒業、二〇〇三年、同医学部大学院博士課程修了。パリ、ソウルの病院で多くの肝移植手術を経験したのち、〇九年から日本赤十字社医療センターで生体肝移植チーフを務める。東京女子医科大学消化器病センター勤務を経て、一六年に長野県へ移住。一般社団法人日本ＮＡＳＨ研究所代表理事。

『肝臓こそすべて』『専門医が教える　肝臓から脂肪を落とす食事術』など著書多数。

ＳＮＳでも肝臓から脂肪を落とす術を積極的に発信し、大きな反響を呼んでいる。

X：@ogatas0520

幻冬舎新書 748

甘い飲み物が肝臓を殺す

二〇二四年十一月二十五日 第一刷発行

著者 尾形哲
発行人 見城徹
編集人 小木田順子
編集者 前田香織
発行所 株式会社 幻冬舎
〒一五一―〇〇五一 東京都渋谷区千駄ヶ谷四―九―七
電話 〇三―五四一一―六二一一（編集）
〇三―五四一一―六二二二（営業）
公式HP https://www.gentosha.co.jp/
ブックデザイン 鈴木成一デザイン室
印刷・製本所 株式会社 光邦

Printed in Japan ISBN978-4-344-98750-0 C0295
お-33-1

*この本に関するご意見・ご感想は、左記アンケートフォームからお寄せください。
https://www.gentosha.co.jp/e/